知りたい！サイエンス

身体をめぐるリンパの不思議

リンパの流れが
病気を防ぐ

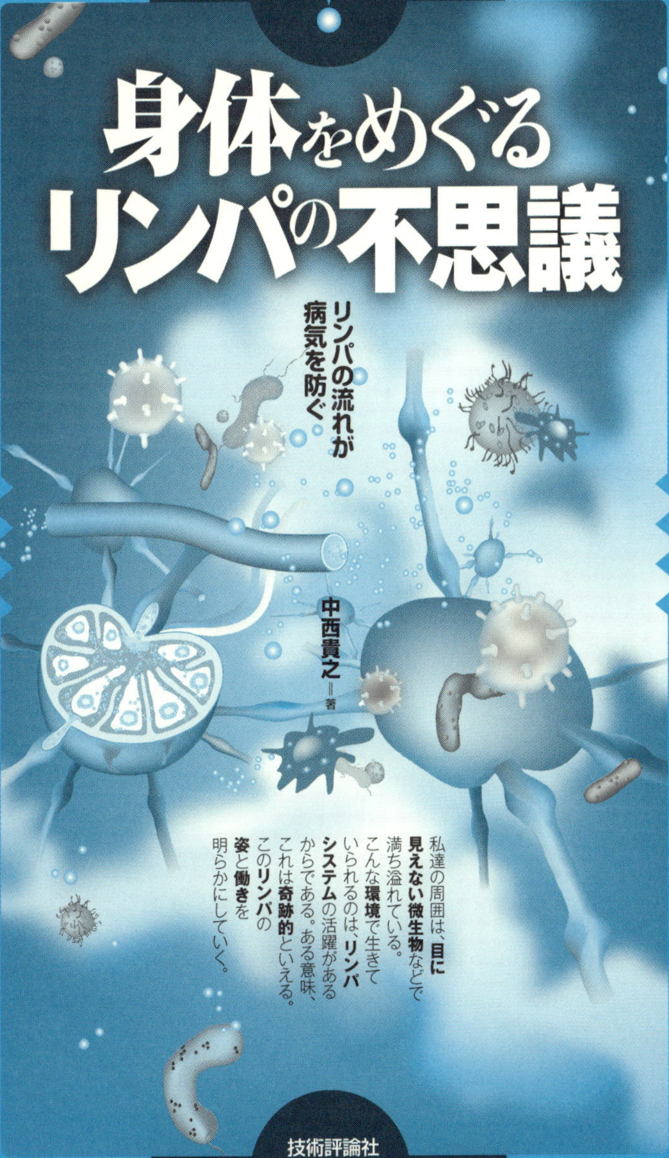

中西貴之＝著

私達の周囲は、**目に見えない微生物**などで満ち溢れている。こんな**環境**で生きていられるのは、**リンパシステム**の活躍があるからである。ある意味、これは**奇跡的**といえる。このリンパの**姿**と**働き**を明らかにしていく。

技術評論社

はじめに

本書は、これまで一般向け科学書籍ではテーマとして扱われることの少なかった「リンパ」について紹介しています。

リンパは、体内の水分量の調整や、ウイルスなどの侵入への備えをするのが役目です。たとえば「肝臓」といえば、ある特定の臓器を指しますので、非常にイメージしやすいのです。一方、リンパといえば、液体成分のリンパ液、リンパ液が流れるリンパ管、細胞成分であるリンパ球、さらに免疫機能などを分担するリンパ節などのようなリンパ組織からなる血管系にも匹敵する巨大なシステムであるため、その全体像を語るには数百ページの専門書籍が必要です。それだけの文章量を費やしても、依然としてリンパは複雑でわかりにくい存在です。

そこで本書は、前述のリンパの構成成分ごとに分解することによって、それぞれの役目を明確化するとともに、リンパ組織やリンパ球1種類ずつの紹介に工夫を凝らし、わかりにくいリンパをすこしでも理解していただけるよう努めました。

第1章は本書の中核です。リンパ系は血管系とセットで学ぶと理解しやすいので、血管や血液に関する話題も交えながらリンパ全体について広く浅く解説しました。また、体内では多くの臓器がリンパと複雑な相互作用をしていますので、それらの臓器の役割やリンパとの関係についても紹介しています。

第2章はリンパの大きな2つの役目のうち、ウイルスなどの侵入への備え、すなわち免疫について解説しました。免疫機能の実体は、リンパシステムの中のリンパ球が担っています。微生物によって著しく汚染されていると考えることもできるこの地球で、私たちが生きていられる理由について考えてみます。

第3章はリンパと病気の関係です。リンパは免疫に関連する組織ですので、多くの免疫系疾患と切っても切れない関係にあります。身近な病気から名前も聞いたことがないような病気まで、リンパとの関係を中心に紹介します。

第4章はリンパ球これくしょん、つまりリンパ球と総称されるリンパの中の細胞成分について解説します。

生命科学に十分な理解を持っておられる読者が、本書全体を一気に読むと重複する解説が登場することに気づかれるかもしれません。それは、リンパを細かく機能や臓器との関係について分解しても、どうしても完全には割り切れない相互に関係している部分があるためです。本書ではリンパになじみのない多くの読者の理解をより深めてもらうために、あえて必要な解説は必要な場所で行い、別の場所を参照するために都度本の中を行ったり来たりする必要のない構成とした結果です。どうかご理解ください。

本書が、皆様の健康を陰で支えるリンパの理解の一助になりましたら幸いです。

2015年春　中西 貴之

Contents

第1章

リンパって何だろう？

この章では、リンパの世界への導入としてリンパシステム全体像について広く浅く解説し、しばしば対比される血管系との違いについても説明します。

また、リンパシステムが発達している主な臓器について、その臓器におけるリンパ管の構造とリンパ関連細胞の機能についても確認し、最後にリンパ器官と呼ばれる免疫反応に大きく関わる組織を紹介します。

日常生活でリンパの存在を感じることは、ほとんどありません。しかし、微生物に満ちあふれたこの地球で、身体を微生物に乗っ取られることなく私たちが生きていくことができるのは、このリンパシステムの大きな活躍に支えられたものなのです。そして、それはとても奇跡的なことといってもいいでしょう。

1 リンパについて最初から教えてください

病気をきっかけとして初めて、自分の身体の中がどうなっているかということを、気にかけたり興味をもつようになります。

しかし、本書の主題のリンパ系は、生活に支障が出るようなトラブルが頻繁に現れる器官ではないので、普段はその存在さえ意識されることはないかと思います。

そのため、日常生活ではめったに出てこない質問かと思いますが、仮に、

「リンパって何？」

と誰かに質問したとします。すると、おそらくは答えに詰まるか、あるいは首の横あたりを押さえて、

「ぐりぐりのこと？」

と答えるかのどちらかだと思います。

「リンパ」という単語は知っているけれど、具体的にそれが

知っているようで知らないリンパ

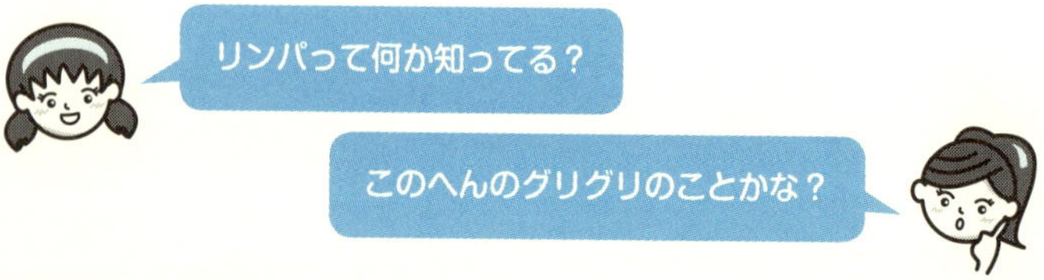

リンパって何か知ってる？
このへんのグリグリのことかな？

図1-1 リンパって何？

何なのかと問われると、自信を持って答えられない。リンパはそういうわかりにくい存在です。

リンパ系は、わたしたちの体の中に蓄積する不要物を余剰な水分と共に回収して、細胞をフレッシュな状態に保ちます。さらに体内に侵入した病原菌や毒素などの外来異物を処分する重要な役割を担っている組織です。この外来異物の処分の役割を特に「免疫」と呼びます。

わたしたちが普段生活している環境は、大量の細菌やウイルスなどが満ちあふれているのです。もし免疫機能が失われると、あっという間に大量の菌やウイルスに感染し、全身はそれらのエサや住みかとして利用されてしまい、生きていくことができなくなります[＊1]。免疫はそれほど重要なのです。「リンパって、とっても大切で役に立つヤツじゃないか」と思えます。

しかし、その一方で、リンパがあるから発症してしまう病気もあります。たとえば朝起きた時に、顔がパンパンになっているのもリンパのせいですし、かわいい愛猫にひっかかれて、猫ひっかき病になり、腕や足が見るも無惨に腫れ上がるのもリンパがあるのが原因です。さらに、がん細胞にリンパを悪用されて、全身に腫瘍が転移して死んでしまうことだってあります。

これらの事実は、リンパが思っていた以上に、私たちの身体を健康に保つにあたって重要なポジションにあることを示して

＊1　生きていくことができなくなります：免疫機能を失ったマウスの実験で確かめられています。

います。

そんな重要なリンパですが、科学者の間でさえ、リンパの存在や機能については認識されていない時代が長く続きました。リンパは、血液のように目立つ着色はしていませんし、ケガをした時に吹き出すこともないので、リンパを観察することは難しかったのです。そのため、日本の研究者がリンパの存在を認識して調べ始めたのは、杉田玄白らの「解体新書」よりもさらにのち、19世紀になってからのことです。海外の最先端の研究に目を転じても、リンパについては最近になってからの研究が多いのです。

単に「リンパ」と言えば、多くの場合「血液」に対比される「液体成分」のことを指します。これは本書では「リンパ液」と明示します。

多くの人が、リンパだと思っている首のぐりぐりのことは、正確には「リンパ節」といいます。

リンパ節は、ファンタジーに例えるなら、勇者や武器職人であるリンパ球がたくさん待機している街のようなもので、ひとたび敵が侵入してくると、そこは戦場にもなります。

このリンパ節には、何本ものリンパ管がつながっていて、その管を通して、周辺からリンパ液が流れ込みます。リンパ液の中には、病原菌やその破片の毒素が紛れ込んでいることがあります。それらがリンパ節に入ってくると、待ち受けていたリンパ球が免疫反応、つまり身体の健康状態を維持するための活動を行い、その結果として炎症が起き、リンパ節が腫れ上がることがあります。詳しくは後の章で紹介しますが、このような仕掛けが、全身のあらゆる場所に仕込まれているおかげで、わたしたちは雑菌あふれるこの環境で生きていくことができるのです。

つまり、一般に理解されている「リンパ」とは、全身に広がる「リンパシステム」の広大な世界の中のごくごく一部分でしかないのです。

そこで本書では、その点をわかりやすくするために、リンパ全体のことを「リンパシステム（リンパ系）」と呼ぶことにします。そしてそれ以外のもっと具体的な意味でリンパという言葉[*2]を使う場合は「リンパ器官」「リンパ液」「リンパ球」などのように、明確に何を指すのかを付加した呼び方をしたいと思います。

例えば、「リンパ器官」とは、リンパシステムの中で、細胞があつまって小さな臓器のような構造を作っているその部位のことを指しますし、「リンパ液」は、リンパシステムの中を流れている液体成分のことを示すことになります。「リンパ球」は、リンパ器官やリンパ液の中にいる細胞のことです。

まずは「リンパシステム（リンパ系）」について、まとめておきましょう。

＊2　本書での医学的表記は、すべて南山堂医学大事典第20版の見出し表記に従いました。

リンパシステムとは

リンパシステムは、わたしたちの身体の健康を保つのに大切な働きをしています。

これらの役目を果たすためにリンパシステムは、主に次に示した、リンパ管、リンパ液、リンパ球、リンパ器官から成ります。

(1) **リンパ管**……血管系における血管に相当する体内の水路です。リンパ組織とそれ以外の組織、静脈の相互を接続しています。この中をリンパ液やリンパ球が移動します。

(2) **リンパ液**……血管系における液体成分である血漿に相当するリンパ管の中を流れる液体成分です。全身から回収された余剰な水分がリンパ管の中に入り、リンパ液という名称に変わります。回収された水分であると同時に、リンパ球などの重要な細胞を運搬する役目も持ちます。

(3) **リンパ球**……リンパ管の中を移動する「細胞」の総称です。生体防御をつかさどる白血球の仲間です。病原菌など外部から侵入した異物から身を守る役目を担う細胞群の総称です。血液の場合、赤血球が赤いため血が出ると赤く見えますが、リンパ球には着色した細胞が無いので、リンパ液は淡い黄色に見えたり、また、食べた食品が脂肪分を多く含む場合は、白色に見えたりします。この目立たない色が、リンパシステムの存在感を薄くしている理由でもあります。

リンパシステム

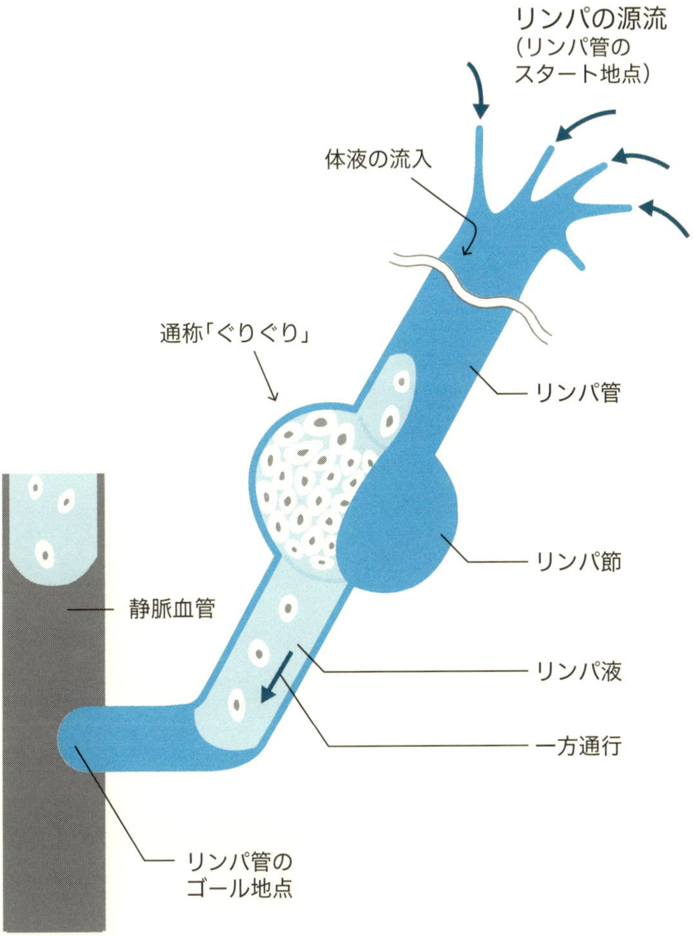

図 1-2　リンパシステムの模式図

全身の細胞の隙間にリンパ管のスタート地点があり、そこから途中リンパ節を経由して最終的に静脈につながるシステム。そのリンパ管の中をリンパ液とリンパ球が流れている。

(4) リンパ器官……細胞が集まって形成された臓器のような構造体です。胸腺、脾臓、リンパ節、骨髄などがあります。以前、リンパ腺と呼ばれた部位は、医学的には正しい名称ではなく、リンパ器官の中の「リンパ節」のことを指しています。「腺」とは、何かを分泌する組織に対しての名称ですが、リンパ節からは何も分泌されないためです。

以上をまとめると、リンパシステムは、全身に分散しているリンパ器官をリンパ管がつないで、その管の中をリンパ液に運ばれるリンパ球が移動しているものだと表現できます。

リンパシステムは、脳を除いて頭の先から足の先まで、皮膚近くから内臓の奥深くまであらゆる場所にリンパ管を張り巡らせ、リンパネットワークを形成しています。

2 リンパシステムについてもっと知りたい！

リンパシステムの重要な働き

リンパシステムの役目は二つです。一つは、病原菌などの侵入に対抗するための防御機能、もう一つは、身体の水分量の調節です。

ご存知の通り、人間の体はほとんど水でできています。体内の水は、純粋な水ではなく、タンパク質や微量成分などが溶けこみ、生命化学反応が起きる場として重要な役目を持っています。

では、その水は、体のどこにあるのでしょうか。

体内の水の大部分（およそ3分の2（約66％））は、細胞の内部にあります。細胞は、細胞膜という油成分でできた袋のようなもので囲まれ、細胞内の水は、外へ流れ出すことなく保たれています。細胞の内部では、生命を維持するのに必要な化学反応が行われていますが、細胞内の水はこの反応を円滑に進める重要な役目を担っています。

残りの3分の1の水は、細胞の外に存在し、こちらは比較的に自由に体内を移動しています。この細胞の外の水分を「体液」と呼びます。体液には、血液、リンパ液の他、細胞と細胞の隙間を潤している間質液（組織液）や、脳を包み込んで衝撃から守ったり栄養供給の媒介をする脳脊髄液などが含まれます。

体液の中で、リンパシステムに関係が深いのは、「血漿」と「リンパ液」です。

血漿は、血液から血球（赤血球、白血球、血小板の３種の細胞成分）を除いた液体成分のことです。血漿には、タンパク質や栄養素、電解質、凝固因子など様々な物質が含まれています。基本的には粘性のある淡い黄色の透明な液体ですが、焼き肉を食べた後などは、脂分の濃度が上昇して白く濁ります。

手術などで開腹すると、体の内部は、血管から染み出した水分で潤っていることがわかります。この水分は血漿由来で、組織と組織の隙間を満たしていますので「間質液」とも呼ばれます。この間質液が体内を移動して栄養補給などの役目を終えると、再び血管に戻って血液成分と混じり合い、あるいはリンパシステムへ吸収されて「リンパ液」となります。

量的には体液のほとんどは、「血液」と「間質液」が占めます。脳脊髄液や、眼球の中の眼房水という体液などは少量派です。また尿も膀胱に蓄えられている間は、体液と呼んでよいでしょう。

間質液の水分量の調節は、水分の供給と回収のバランスを取ることによって行いますが、リンパ管の役目は、体内の各所に散在する余分な水分を集め、それを運んであげることです。そのために体内には血管とは独立してリンパ管によるネットワークが張り巡らされています。

リンパ管と血管は、構造と機能が似ていますが、実際には、血管とは大きな違いがあります。それは「リンパ管は循環していない」ということです。血液が全身をぐるぐると回っているのに対して、リンパ液の流れはスタート地点とゴール地点のある一方通行なのです。

リンパ液の流れのスタートがどこにあるかというと、細胞と細胞のすき間にある体液です。では、それらを集めて行きつく最終のゴールはどこかというと、静脈です。

つまり、リンパシステムの重要な役目は、体の中で余っている水分を吸い上げ、リンパ液として輸送して静脈の中に送ることなのです。

静脈の血液は、やがて腎臓を通りますので、そこで不要な水分は尿として排出されます。

以上が、リンパシステムの大まかな流れです。

血液循環とリンパシステム

次に、血液の循環とリンパ液の関係を説明しましょう。

血液は、部位によって変わりますが最大流速は毎秒１メートルを超える勢いで、心臓から押し出されます。末梢血管の太さは、赤血球１個分くらいの幅しかなく、それが網の目のように全身に張り巡らされています。その結果、血液の流れに対してすさまじい抵抗を生み出します。その抵抗に打ち勝つ心臓の強靱さは、驚くばかりです。吹き出すようにして心臓から押し出されて、大動脈血となった血液の９割は、体全身を巡って静脈から心臓に戻ってきます。

残りの１割は、血管の外に漏れ出して、間質液を供給する役目を担っています。血管から血液が漏れるといっても、ケガの出血のように赤い血液が流れ出るわけではありません。

血管から漏れ出すのは、血液から赤血球などを取り除いた血漿で、無色ないしは淡い黄色の成分です。漏れ出した血漿は、組織の隙間を満たす間質液となります。従って、間質液は、成分的には血漿に似ています。

血漿には、タンパク質やミネラル、脂質などの細胞を元気づける栄養成分を豊富に含んでいて、それらは周辺の細胞によって使用されます。役目を果たした間質液は、再び毛細血管などから回収されることで、全身の循環の中で再生されます。

この回収の時、間質液の一部分はリンパ管に吸収されます。この吸収で、特に間質液の成分は変わることはありませんが、リンパ管に入った時点で、名前が間質液からリンパ液に変わります。つまり出世魚のように名前が変わるのです。とはいっても、リンパ管は最終的には血管（静脈）と合流しますので、結局はリンパ液も血液循環に戻ることになります。

たとえて言うなら、首都圏の鉄道網で、ほとんどの列車（血液）が本線（血管）を走って旅客を運ぶ中で、一部の列車（リンパ液）は貨物列車専用線（リンパ管）を通り、その先で再び

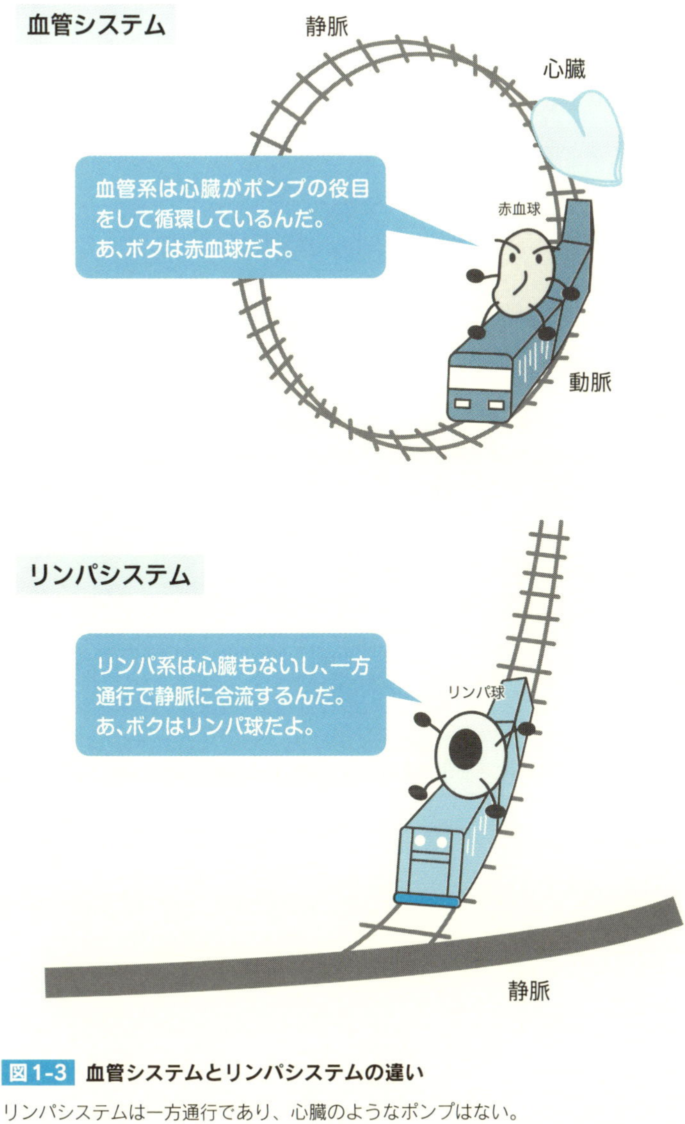
血管システム
静脈
心臓
血管系は心臓がポンプの役目をして循環しているんだ。あ、ボクは赤血球だよ。
赤血球
動脈
リンパシステム
リンパ系は心臓もないし、一方通行で静脈に合流するんだ。あ、ボクはリンパ球だよ。
リンパ球
静脈

図1-3 血管システムとリンパシステムの違い

リンパシステムは一方通行であり、心臓のようなポンプはない。

本線に合流するようなものです。

血管には、ポンプである心臓があるので、血液は高い圧力で流されます[＊3]。しかし、人間を含めほ乳類のリンパ管には、心臓の役目をするポンプがありません[＊4]。つまり、間質液は、組織周辺でしみこむようにリンパ管に吸収され、わずかな筋肉の作用で送り出されるだけです。

リンパ管にはポンプがないため、リンパ液の流れはよく滞留します。滞留するとリンパ管が膨らむのです。これが「むくみ」です。むくみは血液の作用によっても起きるので、それと区別するために、専門家は「リンパ浮腫」と呼びます。

次に、リンパシステムを構成する主要なメンバーを詳しく紹介します。

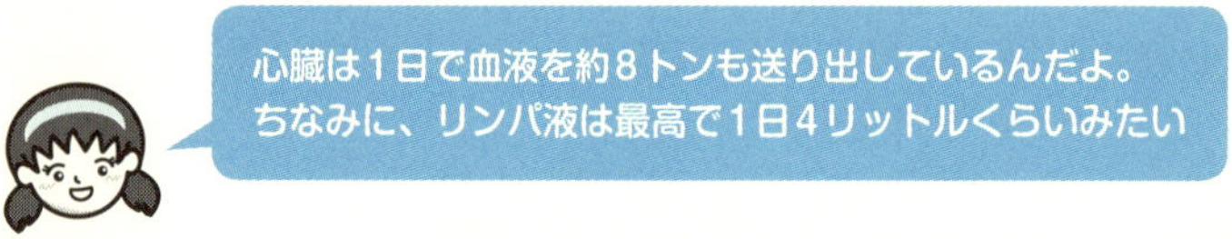
心臓は1日で血液を約8トンも送り出しているんだよ。
ちなみに、リンパ液は最高で1日4リットルくらいみたい

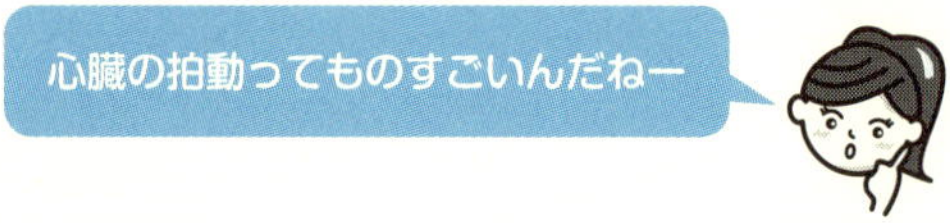

図1-4　血液とリンパ液の流量の違い

＊3　高い圧力で流されます：心臓は毎分5リットル、1日あたりでは7トンから8トンもの血液を圧力をかけて押し出しています。

＊4　ポンプがありません：実はゆるいポンプ作用があるのですが、これは後の章で紹介します。

主要メンバー（1）―「リンパ液」

　専門家の間では、「リンパ」といえばリンパ液を指します。体内を満たす組織液のうち、盲端と呼ばれるリンパ管のスタート地点から回収された水分です。性質はアルカリ性で、血液同様に凝固成分フィブリノーゲンを含んでいますので、血液ほど迅速、強固ではありませんが体外ではかたまります。淡い黄色の透明な液体ですが、小腸周辺のリンパ液は、食事由来の脂肪分を多く含むため白濁しており、特に「乳び」と呼びます。

主要メンバー（2）―「リンパ管」

　血管が全身の隅々まで行き渡っているのと同じように、リンパ管も全身に張り巡らされています。しかも血管に寄り沿うように存在しています。リンパ管の全身網羅度は、実は血管と遜色ないのですが、このことを意識している人は少ないと思います。

　構造の点では、リンパ管は血管とは大きく異なっています。

　血管システムは、心臓（ポンプ）が血液を動脈に押し出し全身を巡らせます。巡った血液は、静脈となって再び心臓に戻ってきます。つまり、血液がぐるぐると何周も循環できるシステムになっています。

　一方、リンパ管は始まりと終わりのある一方通行です。リンパ管も全身に張り巡らされていると述べましたが、リンパ管は川と同様に上流から下流へとゆっくり流れ循環していません。

リンパ管のスタート地点である盲端は、全身に存在しており、木の根っこの先端のような構造になっています。盲端部分のリンパ管の壁をよく見ると、リンパ管を構成する細胞と細胞の間には、すき間があります。そのすき間から間質液とともに老廃物などが入り込み、身体の中心に向かって流れ始めます。

大量に存在する盲端から始まった細いリンパ管（毛細リンパ管）は、中心に近づくにつれて次々に集合し、太いリンパ管となっていき、そしてリンパ本幹となります。ちょうど流し台の細い排水溝から始まり、風呂場やトイレの排水を集めて一家庭分の排水となり、それが地区の排水となり、やがて都市の排水となるのと似ています。

リンパ管の終点は、静脈です。最終的に、左リンパ本幹（胸管といいます）は左の静脈（首の付け根の少し左下あたり）へ、右リンパ本幹は右の静脈へと合流します。リンパ本幹の中を流れてきた1日あたり1～4リットル程度のリンパ液は、リンパ球と共に静脈に流れ込みます。

主要メンバー（3）—「リンパ球」

リンパ球は、白血球細胞の一種で、リンパ液の中で免疫の機能を担当する細胞の総称です。リンパ液の中の細胞は、ほぼリンパ球です。

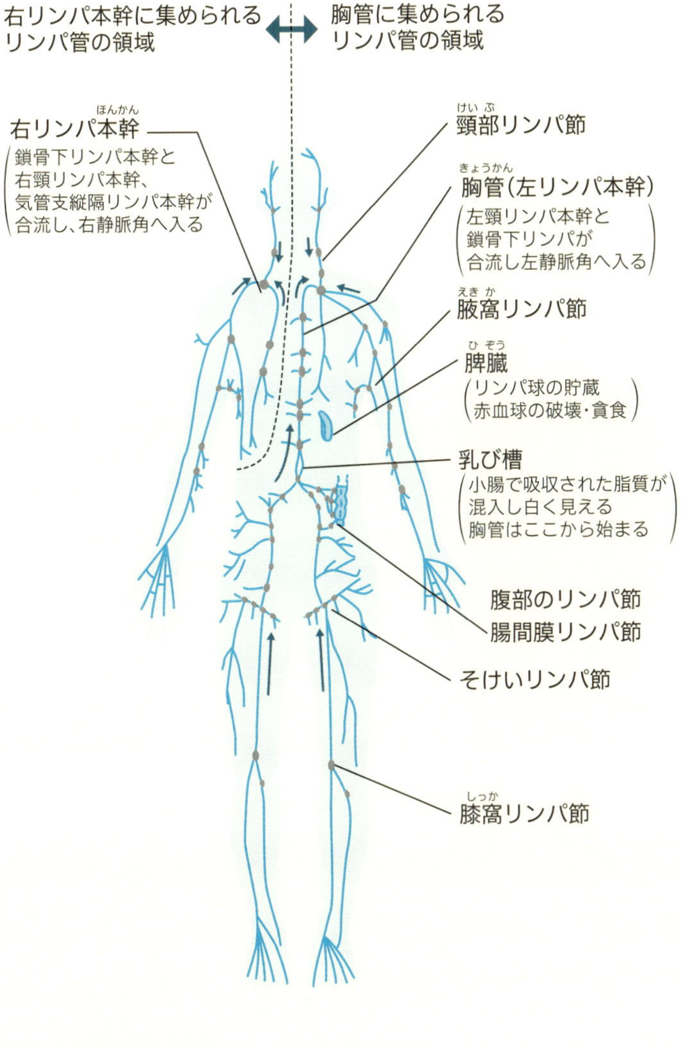

図 1-5　全身のリンパ管

リンパ管は細胞間の間質液を集めて静脈へ戻す役割をする。リンパ管は毛細リンパ管に始まり、リンパ節を通りながら太くなり、最終的にリンパ本幹となる。

リンパ球は、細胞と細胞の隙間のような狭い場所を移動する必要があり、リンパ球は巧みにその姿形を変えるのが特徴です。リンパ液の中では、まん丸になっているリンパ球ですが、侵入した雑菌などを発見するとまるで手足を伸ばすかのように変形し、細胞核が頭の位置になって細胞と細胞のすき間に入り込んで移動を始めます。

リンパ球については、後ほど詳しく紹介します。

主要メンバー（4）—「リンパ節」

リンパ管の所々には、「リンパ節」と呼ばれる脂肪や繊維で包まれ、内部がリンパ液とリンパ球で満たされた多機能な細胞の塊があります。このリンパ節は、リンパ管の途中にあってリンパ液のフィルターの役割をするのと同時に、免疫反応、つまり体内に侵入した病原菌やウイルスを攻撃したり、攻撃のための武器（抗体）を作ったりする場でもあります。

リンパ節は、一般的にソラマメ（楕円形）のような形をしていますが、大人では小さいリンパ節は1ミリ程度で、大きなリンパ節は3センチくらいあります。ただ、その大きさや形は、個人差や性差、生活習慣の違いなどによって様々です。小さなリンパ節は、大きなリンパ節から分裂して出来ますので、リンパ節の数が多い場所では1個の大きさは小さくなります。

全身にどれくらいの数のリンパ節があるのでしょうか。だい

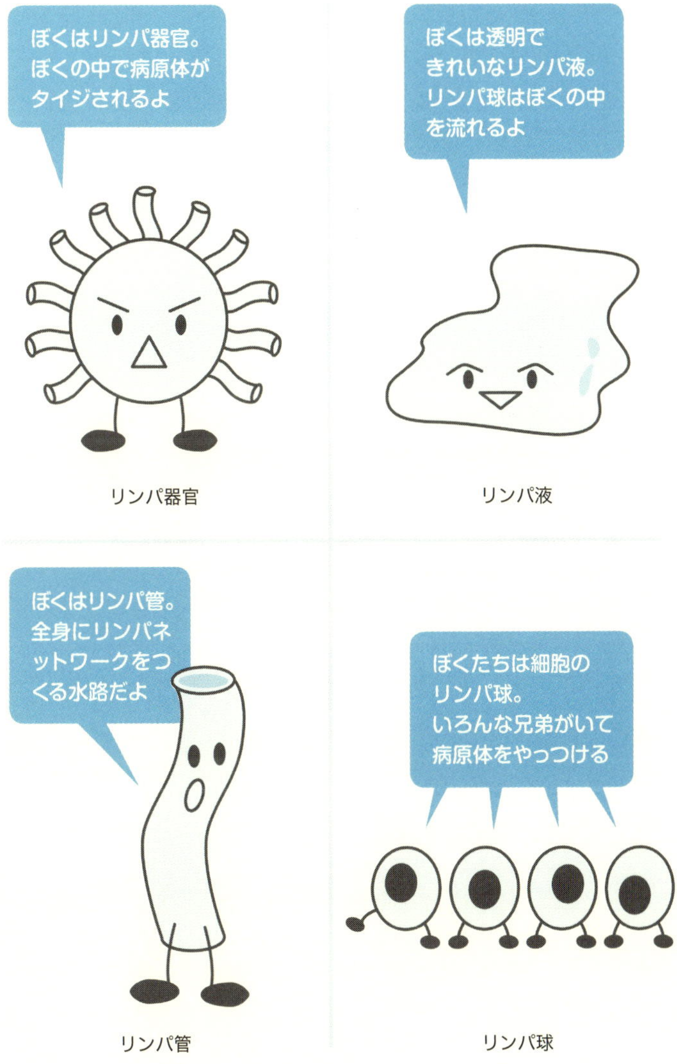
ぼくはリンパ器官。ぼくの中で病原体がタイジされるよ
リンパ器官
ぼくは透明できれいなリンパ液。リンパ球はぼくの中を流れるよ
リンパ液
ぼくはリンパ管。全身にリンパネットワークをつくる水路だよ
リンパ管
ぼくたちは細胞のリンパ球。いろんな兄弟がいて病原体をやっつける
リンパ球

図 1-6　リンパシステムのメンバーたち

たい300から600個だろうと推定されています。このうちの200個程度は「腸」にあります。腸は食べ物と共に外来異物が大量に入り込んできますので、免疫機能を特別に強化する必要があるためです。

リンパ節の全身への配置は子供の頃には完成しているようです。子供も老人もその数に違いはありません。子供のリンパ節は、元気がよくて張っていますが、年を取ると次第にリンパ節はやせ衰えていきます。しかし、リンパ節そのものが加齢によって消滅することはありません。

また、手術で摘出しても再生はされません。リンパ節は一生モノなのです。

リンパ節は、高速道路のサービスエリアのように、リンパ管の途中に点在しています。

リンパ節には、リンパ液が入ってくるリンパ管と、出て行くリンパ管がつながっています。形態的にはどちらも同じリンパ管ですが、機能上、リンパ節にリンパ液を送り込むリンパ管を「輸入リンパ管」と呼び、リンパ節からリンパ液が出て行くリンパ管を「輸出リンパ管」と呼びます。

輸入リンパ管の手前（上流）には別のリンパ節があり、輸出リンパ管の先（下流）にも別のリンパ節があり、リンパ節は直列につながっています。下流のリンパ節の間では、リンパ管同士が合流し太い管になっていることもあり、このリンパ管を特に「集合リンパ管」と呼びます。

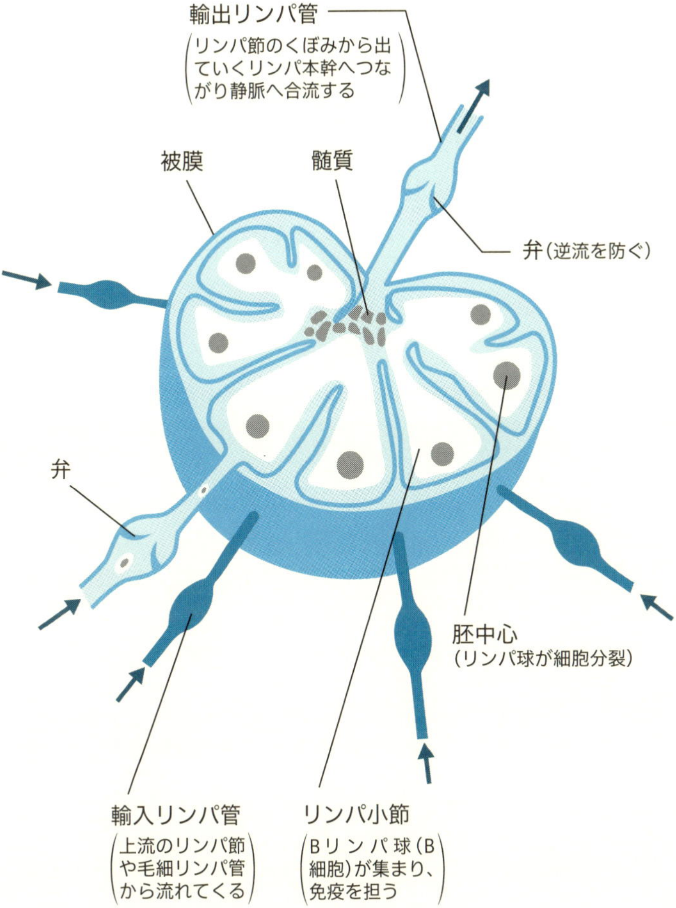

リンパ節はリンパ小節が集まってできている。
リンパ管の途中でフィルターの働きをする。

図1-7 リンパ節の構造

リンパ節はリンパ管を束ねる役目も担っています。つまり、1個のリンパ節には輸入リンパ管は多数つながっていますが、輸出リンパ管は太いリンパ管が2〜3本しかつながっていません。リンパ節の内部はいくつかの小部屋に分かれていて、その部屋の中にリンパ球が存在します。

リンパ節を扇に例えると、扇の要の部分が輸入リンパ管の入り口に相当し、リンパ節に流入したリンパ液は、まさに扇の骨のようにリンパ節内に拡散します。

リンパ節は、リンパ球が集まって増殖する場所でもあります。リンパ節の内部は細胞でできた壁で小部屋に分割され、内部は網目状に絡み合った繊維質の結合組織で満たされていて、網目に絡めとられるように大量のリンパ球が存在しています。リンパ球は、特にリンパ節の外壁に近いところに多く集まっていて、皮質というリンパ球の多い層を形成しています。リンパ球の種類ごとに分かれて集団を形成し、Bリンパ球は、主に一次濾胞、二次濾胞と呼ばれる領域に集まり、Tリンパ球は、内側皮質と呼ばれる領域に多く集まっています。

リンパ節には血管もつながっています。そしてほかの臓器同様に、動脈が酸素や栄養に富んだ血液をリンパ節に流入させています。動脈はリンパ節の中で毛細血管に枝分かれして酸素や栄養の交換をした後、再度集合して静脈となってリンパ節を出て行きます。このとき、リンパ節で作られた武器（抗体）はリンパ管を介さず、直接血管に入ることもあります。

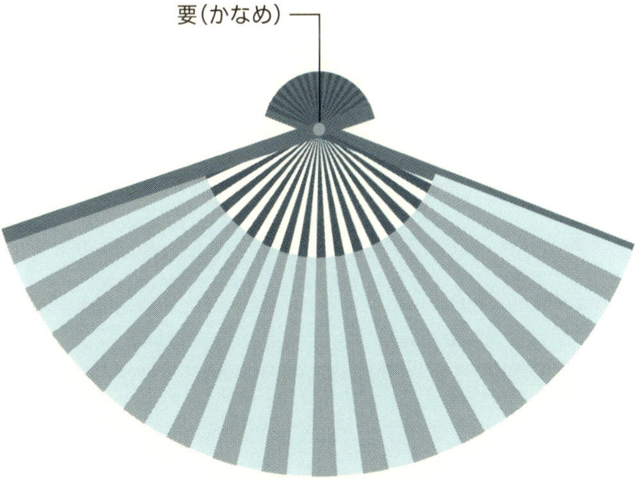

図1-8 形がよく似る扇の形とリンパ節

扇の骨を手元で一つに束ねている部分が「要」で、最も大切な部分である。リンパ節のこの部分に輸入リンパ管があるとすると、リンパ液が扇を広げるようにリンパ節内に拡散する。

体内に侵入した病原菌やウイルスを攻撃する点において、リンパ節は関所のような役割をしています。もし、外来異物が体内に入ると、白血球の一つの「マクロファージ」は、それら異物や細菌を自分自身の細胞の中に取り込んで分解する、要するに食べて処分します。このマクロファージは全身を循環しており、基本的には敵と遭遇するとその場で攻撃を加えて食べてしまいます。

ところが、マクロファージの攻撃を免れた細菌などは、リンパ管に侵入し全身へ拡散しようとします。それをリンパ節の中では、リンパ球が待ち構えていて、リンパ液に含まれる異物や細菌などを一網打尽にしようとします。しかもリンパ節は直列にいくつもつながっていて、何段にも構えた作戦が行われています。リンパ節はまさに免疫細胞の戦場と例えられます。

リンパ管を狙って来るのは、病原菌だけではなく、もともとは自分の細胞だったがん細胞も転移する際にはリンパ管に入ろうとします。この行動は、がん細胞が増殖の過程で偶然リンパ管に巡りあうのではなく、リンパ管をターゲットとして、まるで意思があるかのように狙いを定めて忍び込むことが知られています。

病巣から離れて移動を開始したがん細胞がリンパ管に侵入した場合、最初に流れ着くリンパ節のことを「センチネルリンパ節」といいます。センチネル[*5]とは「見張り」という意味です。

センチネルリンパ節は、がん転移を防ぐ点から、がん治療に

＊5　センチネル:2003年に公開されたアメリカ映画「マトリックス　レボリューションズ」では、人類側の地下世界ザイオンに、25万匹ものロボットが人類殲滅のために送り込まれ、人類軍との死闘を繰り広げましたが、そのロボットの名前が「センチネル」でした。
地下世界ザイオンの入り口から、送り込まれたセンチネルがなだれ込んでくるシーンは、まさに、リンパ節の中に病原菌がなだれ込んでくる様子そのもので、戦闘兵器APUに乗り込んで迎え撃ったミフネ船長らは、まさにTリンパ球そのものをほうふつさせます。病原菌に感染した患者のリンパ節の中にカメラを設置して免疫反応を観察すれば、まさにこのようであろうと思わせる映像でした。

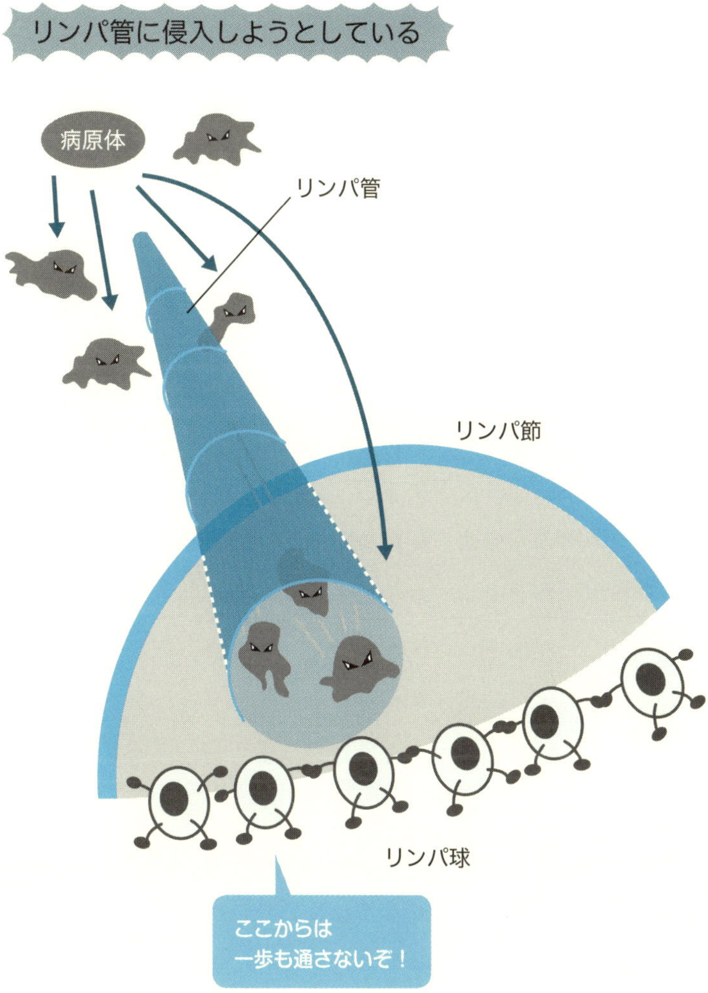

図1-9 リンパ節内のリンパ球

おける重要性が高まっています。がんは、病巣から最寄りのリンパ管へ入り、病巣に近いリンパ節を目指し、徐々に遠くのリンパ節に移動していきます。そのため、リンパ節を観察することによって、がんがどこまで転移したかを把握することができるのです。

たとえば、がんの外科手術を行う前に、ごく微量のトレーサーと呼ばれる弱い放射線を出す物質をがん病変部に注入し、手術時にトレーサーがどのリンパ節に到達しているかを調べることで、病変部から接続しているリンパ節を探し出します。そして到達先のリンパ節の病理検査を行うことによって、がんの転移の範囲を知ることができます。

がんの外科手術では、転移を防ぐために関連するリンパ節も摘出するのが普通です。しかし、リンパ節には再生能力がありませんので、摘出された箇所のリンパ節は再生されません。部分切除の場合は、細胞の増殖能によって若干残った部分のリンパ節が成長して大きくなることはありますが、元通りに修復されることはありません。

リンパ節が摘出されたことによって、一つ上流のリンパ節はリンパ液を送り出す場所がなくなることになります。この場合は輸入リンパ管が、輸出リンパ管のように機能変化して別のリンパ節へリンパ液を送り出すように働きます。このようにリンパ管は、多数のバイパス経路を持った三次元的な接続になっていますので、600個のリンパ節のいくつかが失われたとして

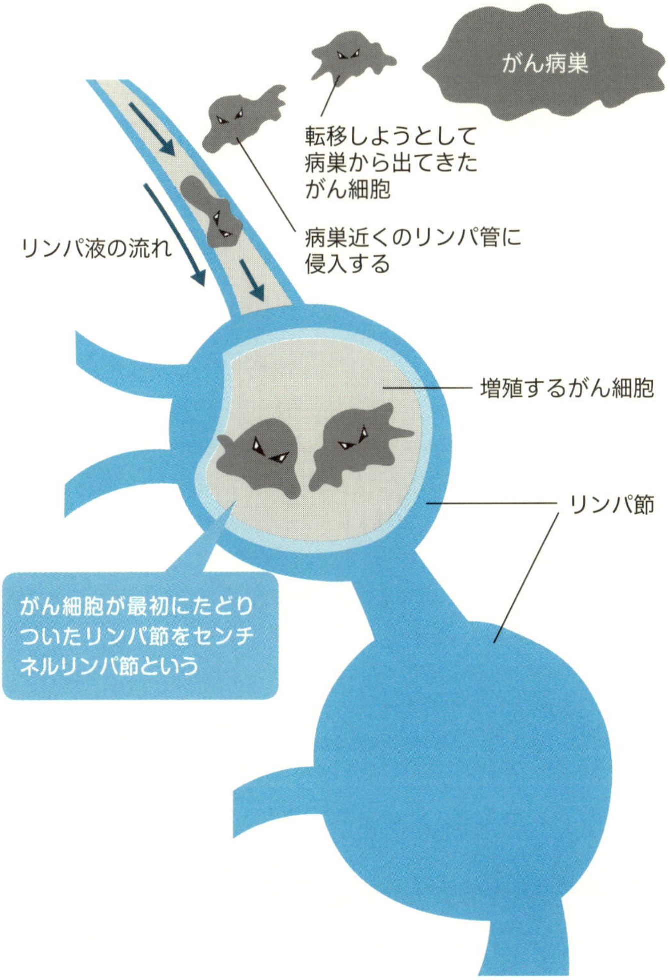
がん病巣
転移しようとして
病巣から出てきた
がん細胞
病巣近くのリンパ管に
侵入する
リンパ液の流れ
増殖するがん細胞
リンパ節
がん細胞が最初にたどり
ついたリンパ節をセンチ
ネルリンパ節という

図 1-10　センチネルリンパ節

がん細胞が最初に到着したリンパ節のことをセンチネルリンパ節と呼ぶ。センチネルリンパ節という特別なリンパ節が存在しているわけではない。

も、全体のリンパ液の流れとしては問題なく機能します。

すでに述べましたが、しばしば「リンパ腺」と呼んでいるのはこのリンパ節のことです。「腺」というのは、ホルモンのような何かを分泌する組織の名称です。リンパ節は何も分泌しませんので「腺」ではありません。リンパ節を意味するラテン語に、不適切な和訳が行われたものと思われます。

Column　リンパ節生検

リンパ節は、もともと免疫と外敵細胞が戦う場所なので、何かトラブルがあれば、腫れ上がります。想定範囲の免疫反応であれば、その腫れ上がりは許されるべきものですが、その原因が場合によってはがん細胞の転移による場合もあり、その場合は緊急にがん治療を開始する必要があります。そのため、腫脹したリンパ節は詳細に検査する必要があります。その検査方法の一つがリンパ節生検です。

リンパ節生検では、腫脹したリンパ節を取り出したり、バイオプシーと専門家は呼びますが、注射針のようなものを腫脹部分に差し込んで微量の中身を吸い出したりして、精密な検査を行います。

主要メンバー（5）—「リンパ組織」

リンパ臓器やリンパ器官と呼ぶこともあります。

リンパシステムの役目は、リンパ液を循環させ、体液のバランスを維持し、体内に侵入した外来異物を排除することが中心です。そのため、リンパシステムには、リンパ管とリンパ球だけではなく、脾臓のようないくつかの臓器も含まれます。

リンパ組織は、リンパ球を生み出したり、成長させたり、増殖させたり、あるいはリンパ球が活躍する組織も含めます。

リンパ組織は大きく分けて、一次リンパ組織と、二次リンパ組織とに分けられます。

一次リンパ組織は、「骨髄」や「胸腺」が相当し、リンパ球を生み出し、その機能を成熟・追加させる組織です。

二次リンパ組織は、「脾臓」、「リンパ節」のほか、たとえば「パイエル板」、「扁桃」のような組織が該当し、外敵の侵入に対応してリンパ球が増殖したり、戦ったりする場所のことです。

表1-1 リンパ器官

	一次リンパ器官	二次リンパ器官
	中枢リンパ器官	抹消リンパ器官
役割	免疫細胞を作る	免疫細胞が働く
臓器	胸腺 （免疫細胞の能力を形成する）	リンパ節、脾臓、扁桃 （免疫細胞が集合して病原体などを破壊する）
	骨髄 （免疫細胞を一生作り続ける）	

3 リンパ系と血管系で異なる点

血管とリンパ管の違い

リンパ系も血管系も、全身に張り巡らされた管の中を液体成分と細胞成分が流れています。リンパ球とリンパ球が作りだした抗体の両方とも、リンパ系にも血管系にも存在します。しかも、リンパ管のゴール地点は静脈ですから、最終的にはリンパと血液は混じり合います。とするとリンパシステムの特徴というのは、どこにあるのでしょうか？

リンパシステムの特徴や機能は、血管系と比較するととてもスムーズに理解できます。ここで血管とリンパ管の違いについて触れておきます。

わたしたちの身体は、60兆個の細胞で出来ています。そのすべての細胞に、栄養や酸素を含んだ血液を送り届けるために、血管は、全身のすべての臓器を結ぶネットワークを構築しています。

血管は、「動脈」、「静脈」そして「毛細血管」の3種類に分けることができます。それぞれ見た目が異なりますので、その3種類は簡単に区別することができます。最も太く脈打っている血管が動脈です。

静脈

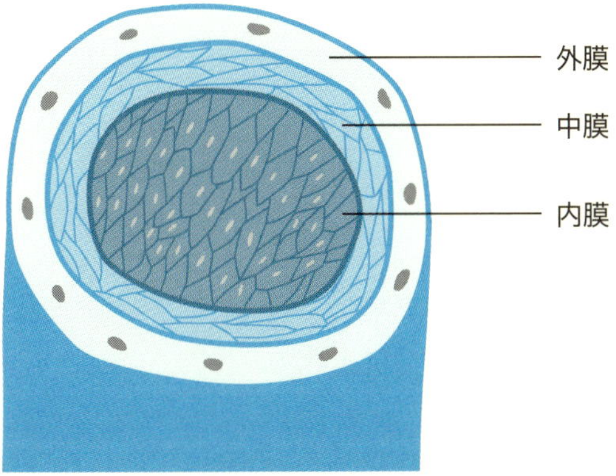

動脈

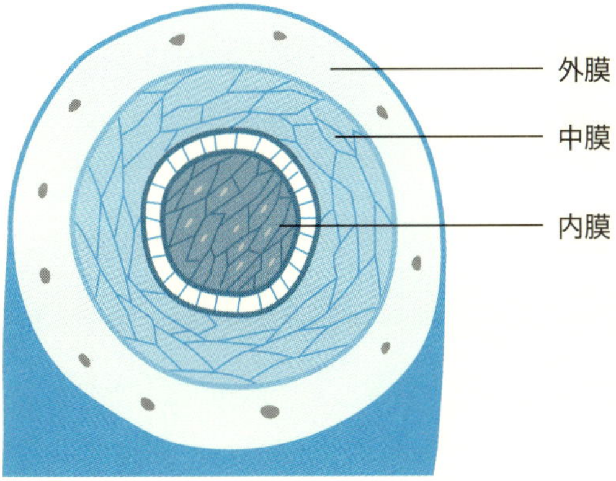

図1-11 動脈血管壁の構造図

内膜、中膜、外膜の三層構造をとり、動脈の高い圧力に耐えつつも柔軟な構造となっている。

動脈は、血液を心臓から送り出す血管で、血管の壁が厚く、弾力があります。動脈の壁は、内膜、中膜、外膜の三層構造となっていて、心臓が血液を押し出す高い圧力に耐えられる構造になっています。血管の太い部分では、数ミリもの厚みがあります。

血管の最も外側には、血管の太さなどを調節する自律神経系や、血管細胞そのものに栄養や酸素を供給する血管、リンパ液が通るリンパ管が付着しています。

静脈は、臓器を通過した血液を、動脈とは逆方向に心臓へ送り返す血管で、脈を打たず血管の壁は薄く黒っぽい見た目をしています。かつて静脈は青いと思われていました。最近の画像解析の結果から、実は青く見えるのは目の錯覚のためであることが判明し、静脈の正しい色は灰色だとされています。

動脈と静脈の間をつないでいるのが「毛細血管」です。構造的には動脈に類似していて、最も細い所では、赤血球1個がやっと通れる程度の太さしかないほどに細かく分岐しています。

毛細血管の役目は、酸素と二酸化炭素の交換や、栄養と老廃物の交換などです。役目を終えた毛細血管は、再び血管同士が集まって順次太い血管に変化し、静脈となります。

血管は単なるホース（管）ではなく、平滑筋という筋肉細胞が付着していますので、自律神経の働きで太くしたり細くすることで血流量を変化させ、体温の調節などを行っています。好きな異性と出会って恥ずかしいときなどに、顔が赤くなるのも

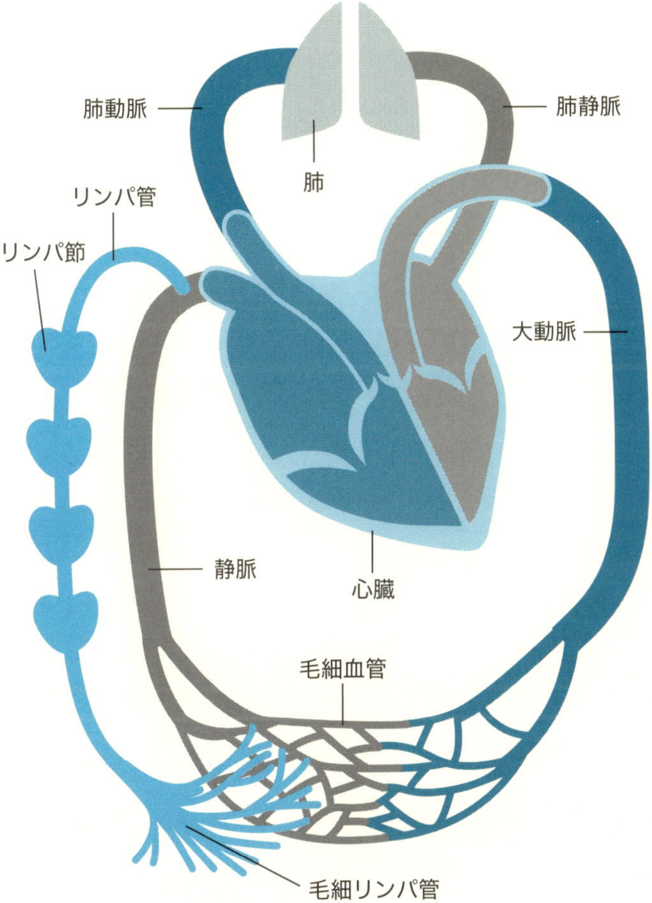

図1-12 血管系とリンパシステム

血管の太さが変わって赤血球が目立つようになるためです。自律神経で制御されていますので、自分の意志ではどうすることもできず、何をどうがんばっても顔のほてりを相手に対して隠すことはできません。

それに対して、リンパ管は、血管系の動脈に相当する管がありません。リンパ管の幹線部分は、血管でいえば静脈に相当する役目を担っています。

毛細血管に相当するものは「毛細リンパ管」と呼びます。

血管は「心臓→動脈→毛細血管→静脈→心臓」のように循環し、心臓から出て心臓にもどってきます。

リンパ管には心臓と動脈がありませんので、「毛細リンパ管→リンパ管→静脈」という経路をたどり、循環はせず、一方通行になっています。

以上は血液系とリンパシステムの管としての特徴でした。

毛細リンパ管と毛細血管の違い

次に、全身に視野を広げて観察してみます。

血管系は「閉鎖循環系」[*6]とよばれる仕組みを持っています。

＊6　閉鎖循環系：進化的には、閉鎖循環系の誕生とリンパシステムの誕生は同時であることがわかっています。血管が周囲の組織とは独立した閉鎖系になった結果、栄養や酸素の供給が効率的になり、高い運動能力や思考能力を獲得できたものの、全身の余分な水分を回収する手段が失われ、その点を補う目的もあって、リンパシステムが誕生したものと推測されます。

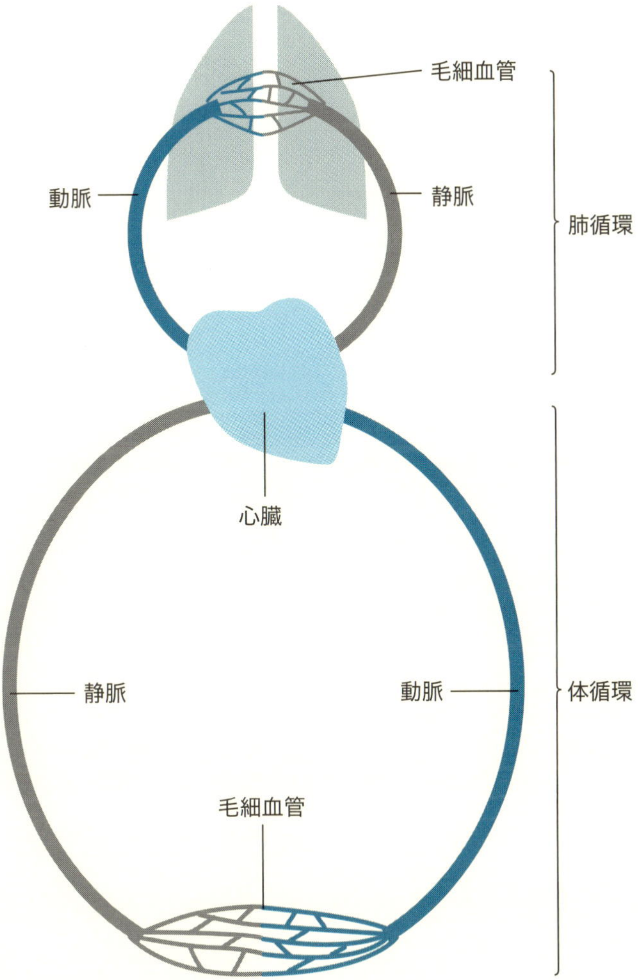

図 1-13　8の字の血管系

血管系は8の字を描いて、どこからスタートしても全身を循環して元の場所に戻ってくる。

これはその名前の通り、血管系全体が閉じられていて、心臓から出ていった血液は必ず心臓に戻ってくる、という意味です。

血管系は、心臓を交点にして数字の「8」を描くような2組の閉鎖循環系からなっていることがわかります。

一つ目の循環は、全身に酸素や栄養分を送り届け、不要物を回収して戻ってくる体循環＊7です。もう一つは、肺で二酸化炭素と酸素を交換して戻ってくる肺循環＊8です。それぞれの循環において、心臓から出ていく血管が動脈、臓器から戻ってくる血管が静脈です。

また、いずれの循環も、動脈と静脈をつなぐように毛細血管があります。毛細血管は、非常に細い血管が細胞と細胞の間に張り巡らされ、細胞に酸素と栄養分を供給します。

毛細血管は、必要物質の提供と老廃物の回収をしますので、周辺組織に密着して、顕微鏡でやっと見ることが出来るくらい緻密で広範な網状の広がりを形成しています。動脈が無数に枝分かれして形成されたこのような毛細血管網は、ミクロ循環系（毛細血管網）と言います。ミクロ循環系は、血管の直径が1ミリよりもさらに細いものです。

毛細血管の壁は、最も内側に相当する内皮細胞と内膜の間で細胞を支える基底膜と呼ばれる繊維を多く含む層だけしかなく、厚さは1ミリの5000分の1しかありません。

＊7　体循環：大循環ともいいます。

＊8　肺循環：小循環ともいいます。

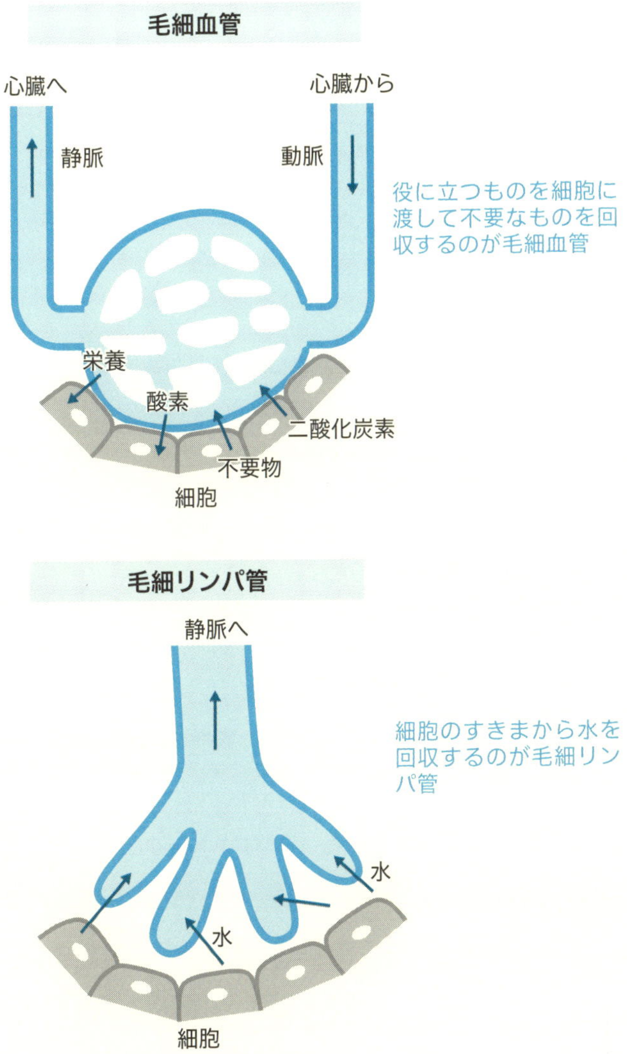

図 1-14 毛細血管と毛細リンパ管の違い

毛細血管は、細胞に栄養や酸素などを供給し、細胞で不要になったものを回収する。一方、毛細リンパ管は、細胞の隙間から水分を回収する。

一方、毛細リンパ管は、さまざまな臓器において毛細血管に隣接するように存在しています。毛細リンパ管は、物質のやり取りはせず、細胞の隙間を満たす水分*9をその中に含まれている雑多な成分ごと吸い上げるのみです。ここで吸い上げられた水分がそのままリンパ液になります。つまり、リンパ液は毛細リンパ管で作り出されると言えます。

「閉鎖血管系」と「開放血管系」

血管系には、人間のような「閉鎖血管系」と、昆虫などのような「開放血管系」があります。開放血管系は、組織や細胞の隙間に血液がしみこんでガスや栄養を交換します。このような生物では、リンパ管は存在していません。

閉鎖血管系とは、赤血球および血漿の大部分が、常に血管系内を循環するような血管系のことで、動脈の末端と静脈の開始点が毛細血管でつながります。人間を含む脊椎動物や、タコのような軟体動物の頭足類など様々な生物にみることができます。

一方、開放血管系は、心臓から送り出された血液が組織の隙間を通って流れます。肺で酸素と二酸化炭素を交換した後に、

*9　水分：細胞の隙間を満たす水分のことを専門家は「間質液」「組織間液」「組織液」などと呼びます。人間の体重の60パーセントは水だと言われていますが、私たちの身体は細胞の内部も細胞と細胞の隙間も水で満たされています。これらのうち、血管の外で細胞どうしの隙間を満たしているのが間質液です。間質液の役目は、新陳代謝のサポートや栄養・酸素の供給、細胞内部で不要になった排泄物の運搬などが知られています。成分は身体の部位によって様々ですが、タンパク質を含む様々な成分が溶け込んでいて、血液の水分が毛細血管からしみ出すことによって作り出され、リンパ管で回収されてリンパ液となります。

再び血管に入り、心臓へもどる循環系となっています。このような血管系は昆虫のような節足動物や軟体動物にみることができます。

閉鎖血管系は、心臓から送り出される「動脈系」と、組織から戻ってくる「静脈系」の2つの系統から成り立っています。

動脈は、組織に入ると細く枝分かれした末梢血管になり、それらがやがて再び集合すると静脈に変化します。ただし、ほ乳類の身体の中にも局所的に開放血管系が存在しています。それが血管器官とリンパ器官の両方の役目を兼ね備えた脾臓です。脾臓については後の章で詳しく説明します。

Column 血リンパ（開放循環系）

ほ乳類の血液は、心臓から送り出されると、全身を循環してまた心臓に戻ってきます。

一方、節足動物や軟体動物の血管系は、「開放血管系」と呼ばれ、血液は血管の中ではなく、組織の隙間を流れた後に静脈に流れ込んで心臓に戻ります。

開放血管系の生物の体液のことを、血液とリンパの両機能を兼ね備えているため、「血リンパ」と呼びます。成分的には血液、リンパの低分子やタンパク質、細胞成分を希釈したものが「血リンパ」だと考えることが可能です。

Column 脊椎動物の閉鎖血管系

脊椎動物は、体を支える柱となる背骨がある生物のことです。魚類を祖先とし、現在の魚類や陸生動物に枝分かれしながら進化をしました。姿形も生息環境も様々な脊椎動物に共通する性質として「閉鎖血管系」が挙げられます。

リンパ管は、閉鎖血管系と共に進化したことが知られており、リンパ管の起源は魚類にまでさかのぼることができます。体内の構造を進化的に見ても、閉鎖血管系とリンパ管はほぼ同時に成立したという説が多数派です。

魚類の祖先にあたるヤツメウナギなどの円口類では完全なリンパ管系は構築されておらず、静脈とリンパ管の中間のような「血乳び管」と呼ばれる組織が存在しています。

人間は、体の構造のあらゆる点が他の生物よりも優れていると思ってしまいがちですが、そうとは限りません。血液循環についてみても、細胞との間で物質のやりとりをするという血液本来の目的からすれば、血液が管の中に隔離されて流れている閉鎖血管系よりも、細胞に血液が直接触れる開放血管系の方が、細胞へダイレクトに栄養や酸素を供給できるので優れていると考えることもできます。事実、血液中の異物処理を大量に行う必要のある脾臓では、開放血管系が採用されています。

実際には閉鎖血管系であっても、赤血球をのぞいた血液成分は、心臓から送り出された量の１割程度は血管の外ににじみ出ています。閉鎖血管系の生物では、そのような漏れ出した血液成分の回収をするために、それ専用のルートを持つように進化しました。それがリンパ管です。

結合組織の中を走り抜ける

全身を埋め尽くす細胞同士の隙間には、形や位置を保つ役割の「結合組織」が詰まっています。植物の細胞には細胞壁があって硬いので自立できますが、人間の細胞は油の泡のようなやわらかな膜で包まれているだけですので、人間の外見を維持できるほど強い結合の仕組みを持っていません。そこで必要となってくるのが「結合組織」です。

結合組織とは、生物の体を支える機能を担う組織の総称で、線維芽細胞とこの細胞が作り出した線維質のことです。線維質には、コラーゲン線維、弾性線維、細網線維や粘性のある多糖類などがありますが、これらはすべて細胞と細胞の隙間を埋めることから「細胞間物質」と呼ばれています。また、細胞を支えて身体を形作るという意味を込めて「支持組織」とも呼ばれます。

結合組織の中で特にリンパ系と関係が深いのは、コラーゲンが集まってできている「コラーゲン線維」[＊10]です。コラーゲンは、分子量が30万もある巨大なタンパク質のひもが糸を織るように繊維状に集まったものです。繊維状になっていないコラーゲンは、お菓子の材料などに使われるゼラチンの成分です。

＊10 線維：ここで、「線維」は「繊維」ではないことに注意して下さい。イメージ的には「線維」は「繊維」のようなものと考えても間違いはありませんが、科学の領域では特に「生物体を構成する構造物のうち、きわめて細長く、ばらばらに分散していないもの」を「線維」と呼びます。細胞そのものに対して線維と呼ぶこともあります。

細胞間のコラーゲンは体の構造を保つために、弾性がない、つまり引っ張っても伸びず、しかも切れにくい丈夫さを持ち、さらにそれが網目状になることによってよりいっそう強度を増し、細胞間隙に広がっています。骨も線維性結合組織ですが、骨には個々の細胞を支える機能はありませんので、もしコラーゲン線維がなければ、わたしたちの身体は骨格を残して崩れてしまいます。

コラーゲン線維は、いくつかの種類に分けることができます。最も多く存在し皮膚などを形成するのはⅠ型です。表皮をつなぎとめる基底膜を構成しているのはⅣ型です。

そして、リンパ組織にあるのはⅢ型で、細い線維で柔軟性が特徴です。いずれのコラーゲンも、タンパク質が糸状に織り上がったものがさらに網状に編まれていて、しなやかでありつつも強固な支持体となっている点は共通しています。

リンパ液の源流（出発点）

このような多種多様な物質が複雑に存在している結合組織の中を、毛細血管も毛細リンパ管も、都会の地下鉄網のように走り回っています。

生物の体は大部分が水ですから、細胞と細胞の隙間も多くの水分（間質液）を含んでいます。そして毛細血管が細胞との間で酸素や栄養のやりとりを行う時には、間質液を媒体として使

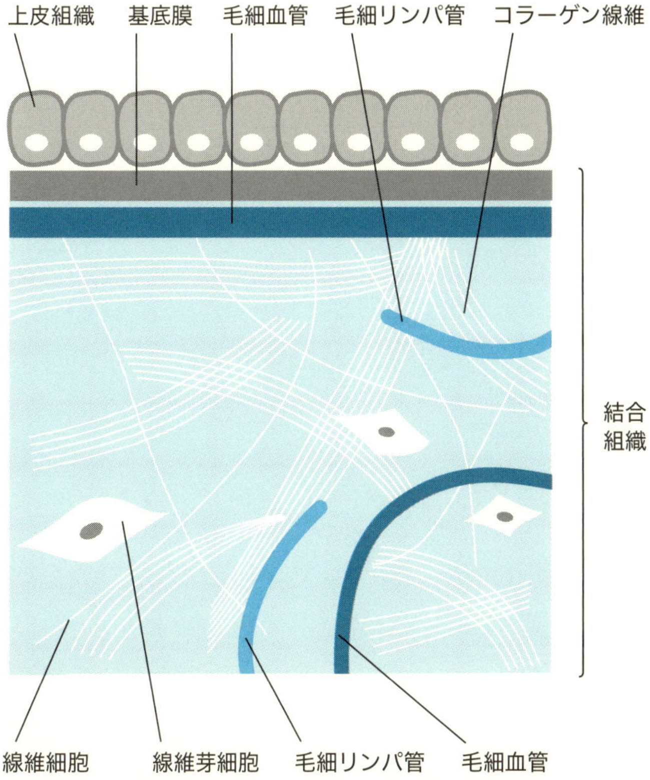

図1-15　結合組織の模式図

結合組織は線維や細胞が絡み合ったように存在し、その隙間を毛細血管や毛細リンパ管の末端が通っている。

用します。

これに対して、毛細リンパ管の役目は、やりとりではなく、間質液そのものを回収することにありますので、間質液が毛細リンパ管に向かって一方通行で流れ込みます。

リンパ液の出発点は、以前から、毛細リンパ管の末端であることは知られていました。しかし、その末端部分がどのような構造になっているのかについて明らかになったのは、最近のことです。

光学顕微鏡の性能が向上したお陰で、1ミリの10分の1もない毛細リンパ管の構造の詳細が観察できるようになりました。

その観察の結果、静脈がシュッとしたきれいな管状であるのに対し、毛細リンパ管は、デコボコして太さにムラがある細い管が、組織の中で網状に広がっていることがわかりました。

しかし、光学顕微鏡ではいくら拡大したとしても、見えるものには制限があります。20世紀後半になり電子顕微鏡で細胞を観察できるようになって、やっと毛細リンパ管の詳細がわかり始めました。

静脈は、水分が好き勝手に血管の内外で行き来しては困るので、隙間のない密な細胞構造をとり、そのためにきれいな環状なのですが、リンパ管がデコボコしているのは水分を回収するという役目を果たすための必然的な機能美だったのです。毛細リンパ管では、リンパ管を構成する内皮細胞自身がデコボコし

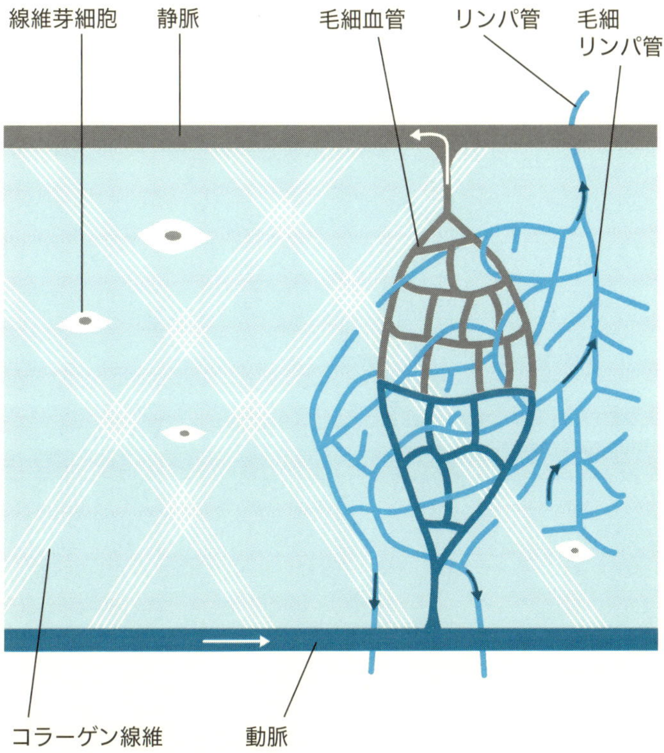

図 1-16　皮膚の結合組織の中を走り回る血管とリンパ管

皮膚の下は、液体や線維、細胞などさまざまなものが複雑に詰まっていて、その中を血管やリンパ管は複雑に走っている。

ていて、それがレゴブロックのように上手に組み合わさっていたのです。血管が何層かの細胞で丈夫に作られているのに対し、リンパ管の内皮細胞は、細胞１枚で毛細リンパ管の壁を形成していて非常に薄いこともわかりました。

内皮細胞同士の結合部分にあえて隙間をたくさんつくり、その隙間が間質液の吸い上げにも使われています。

また、リンパ管壁を構成する細胞の中にはアクチン、ミオシンなどの細胞が運動するために必要な成分が含まれていて、リンパ管周囲の筋肉の作用に加え、細胞自身の伸縮によってもリンパを送り出す作用があるようです。その作用のため、リンパ系に心臓はありませんが、弱いながらも下流から上流に向かってリンパ液を送り出しています。

毛細リンパ管そのものだけでなく、周辺の構造もいろいろと観察され、盲端が間質液を吸い上げる部分は、単純に間質液の中に毛細リンパ管が浸っているだけではないことがわかってきました。吸い上げ部分には、毛細リンパ管が到達していない細胞周辺から毛細リンパ管へとつながる体液の「流路」が作られていたのです。この間質液が毛細リンパ管まで流れていく流路を「前リンパ管通液路」と呼びます。流路とはいっても、細胞によって溝状の構造が作られているほどのものではありません。組織の隙間なのですが、間質液が流れやすいようにした、いわば踏み分け道のような存在です。このような「前リンパ管通液路」も含めて、リンパ管の外にある体液の流路のことを総称して「脈管外通液路」と呼びます。

つまり、毛細リンパ管の先の出発点の部分には、細胞と細胞の隙間にできた「脈管外通液路」という幅が0.001ミリほどの細い水路が通じていて、それを通ってきた間質液を毛細リン

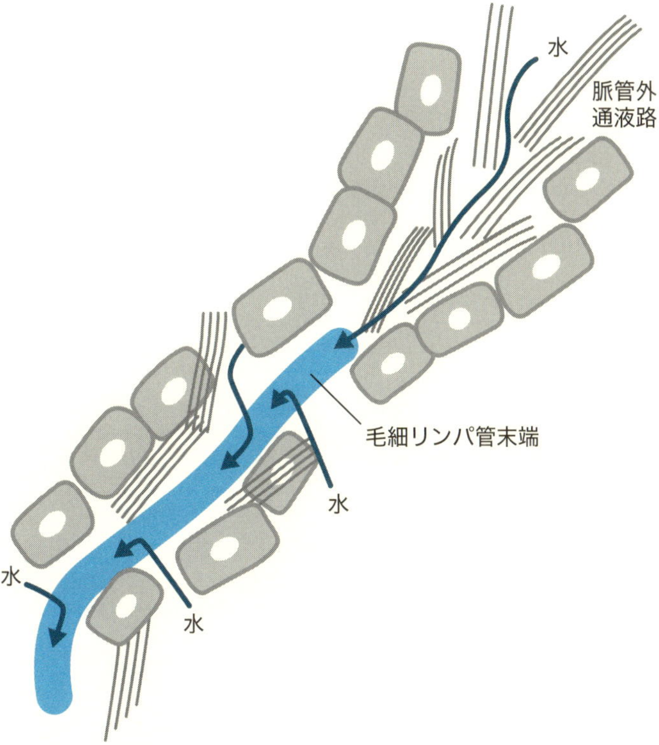

図1-17 脈管外通液路

たとえば、軟骨組織のように毛細リンパ管が届いていない組織では、細胞と細胞の隙間に脈管外通液路があって、ここを伝わって毛細リンパ管の盲端まで間質液が流れ着く。

パ管は効率よく吸い上げているのです。

まさにこの脈管外通液路から毛細リンパ管の先端につながる部分が、リンパシステムの出発点（源流）なのです。

また、毛細リンパ管は体の部位によって密に張り巡らされている部分と粗な部分があります。

一般的に、体で良く動かす部位はリンパ管が充実していますが、背中などのように動かすことができない場所には毛細リンパ管はあまりありません。毛細リンパ管の少ない場所にも不要な水分は蓄積しますので、そのような場所では、細胞と細胞の隙間にできた水路である脈管外通液路が長く、そこを線維に沿って流れてきた間質液が、毛細リンパ管の末端から取り込まれます。

毛細リンパ管のユニークな構造

毛細リンパ管の太さは、平均すると0.05ミリほどは直径があります。一方、毛細血管は太い場所でさえ0.01ミリ程度しかありません。

毛細リンパ管の構造は、コラーゲン線維が管の細胞を柱のように点で支えています。毛細血管では、細胞を裏から支える基底膜があるため、血液が容易に漏れないように面で支える丈夫な構造をしています。

このようなゆるい構造は、毛細リンパ管が間質液を吸い上げるにあたっては重要なポイントとなります。

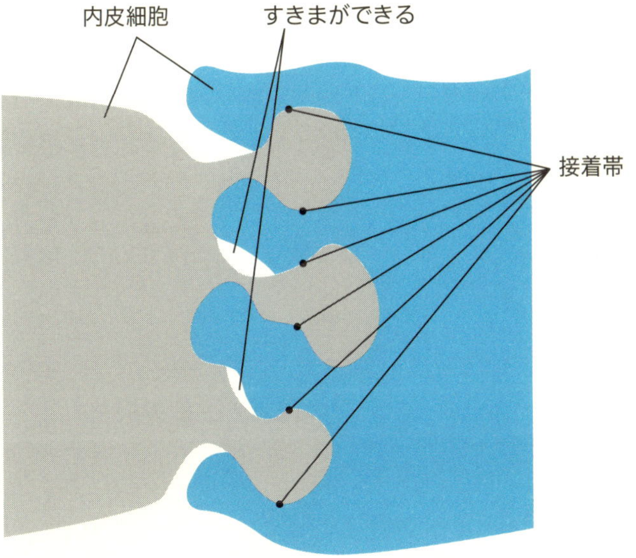

図 1-18 リンパ管内皮細胞の結合部分

ジグソーパズルのピースのようなリンパ管内皮細胞は触手部分が動き、隙間をつくる。

リンパ管に結合しているコラーゲン線維は、リンパ管を一定の位置に保持する役目を担っていますので「係留線維」と呼びます。

この係留線維は、単に位置を保持する役目を担うだけではなく、末梢リンパ管の中に間質液を取り込む際に特徴的で、しかも重要な役目を果たします。

まずは、末梢リンパ管の細胞（内皮細胞と言います）構造から見てみましょう。

リンパ管内皮細胞は、アメーバの触手のような突起を持つ不定型細胞です。この突起は、ある程度は動かすことができる点がおもしろいところです。この自由に動ける突起部分に係留線維の一端が結合し、もう一方は細胞間隙のコラーゲン線維に結びついています。

内皮細胞同士は、細胞の突起と凹みが、ジグソーパズルのように組み合わさっています。ただし突起と凹み同士がしっかり組み合わさっているのではなく、実際に細胞同士が付着しているのは、突起の根元にある「接着帯」という一部分だけです。

その結果、根元は貼り付けられているものの、突起の先端はある程度動くことができる仕組みになっています。その突起の先端には係留線維がつながっています。突起の先端はスイングするので、この部分のことを英語で「スインギングチップ」と言いますが、まだ適切な日本語訳[*11]はありません。

何らかの原因でリンパ管の外側、つまり間質の圧力が上昇すると、間質の体積が増加します。コラーゲン線維は引っ張られても伸びないのが特徴ですので、係留線維自身は伸び縮みはほとんどせず、間質の体積が増加するままに係留線維が引っ張ら

＊11　適切な日本語訳：スインギングチップに限らず、リンパ研究は非常に新しい研究領域のため、適切な日本語訳がないケースが多く見られます。
また、日本語訳があっても研究者によって表現が異なるなど、専門家の間でも確定していない用語が数多くあります。

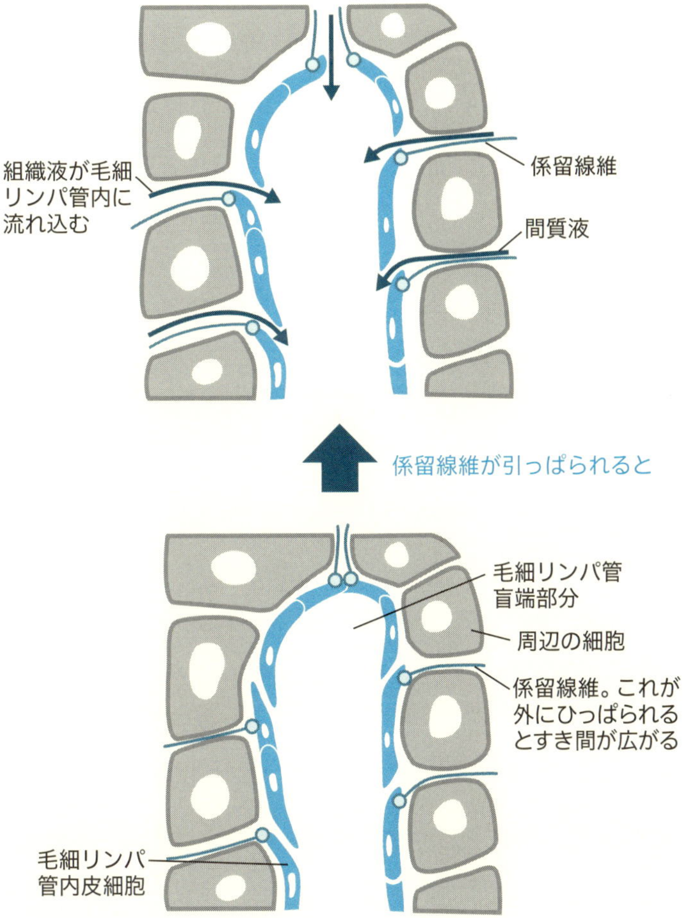

図1-19　リンパ管内皮細胞とそれを引っ張る係留線維

毛細リンパ管の内皮細胞には係留線維がくっついていて、周辺の水分が増えて膨らむと線維が引っ張られて間質液が管内に流入する。

れます。するとそのまま係留線維につながるリンパ管内皮細胞のスインギングチップを外側に向かって引っ張ろうとします。

内皮細胞の突起部分はどこにも固定されていないので、係留線維側へ、つまりリンパ管の外側に向かって引っ張られスインギングチップ部分がめくれ上がって隙間ができます。このときの隙間の大きさは0.005ミリにも達しますので、水分やタンパク質が通過するには十分すぎる巨大な穴です。この隙間から間質にある物質がリンパ管へ流れ込むことになります。この流れ込みがリンパ液の始まりとなるのです。

私たちの身体の中で起きている反応は、基本は酵素反応で、化学的な分子と分子の相互作用をもとにして身体の恒常性は保たれています。

化学反応で恒常性を保つ一方で、毛細リンパ管の盲端においては、余剰な水分で身体が膨張すると、細胞の一端に結びついた紐が引っ張られて、水分を回収するための穴が開くという、非常にメカニカルな動作をしています。

病気や病原菌感染状態においては、酵素反応が正常に機能しないことも多いのです。それを防ぐように、病気の状態であっても適切にリンパ系が機能するために、機械的な動作をするような進化を遂げたのではないか、と考えてみると、非常に興味深いものがあります。

4 リンパ液とは何か?

リンパ液は、元々は血漿由来成分でできていて、リンパ管を通り最終的に血管に合流します。それでは、リンパ液と血液の役割には、どんな違いがあるのでしょうか?

まずは、「血液」と「リンパ液」の成分を比べてみます。

血液は、液体成分の「血漿」と細胞成分の「血球」にわかれます。血球として、酸素を組織に送り届け二酸化炭素を回収する「赤血球」や、外部から侵入した雑菌などを攻撃して破壊し健康を守る「白血球」、ケガなどで血管が傷ついたときに傷口をふさぐ補修材となる「血小板」があります。

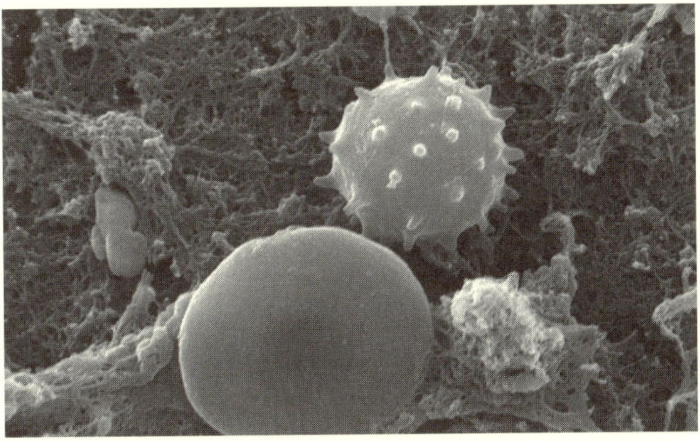

図 1-20 赤血球と白血球の電子顕微鏡写真

写真の手前が赤血球。のっぺりとした袋の形をしている。後ろに見えているのは白血球で、リンパ球もこの仲間に含まれる。

一方、リンパ液の中にある細胞成分は、白血球の中の「リンパ球」と呼ばれる種類です。赤血球と血小板はほとんどありません。もともと白血球という名前は、血液から赤血球と血小板を分離した残りの白く沈殿する細胞成分の総称として命名されましたので、さまざまな細胞を含みます。

「リンパ球」も、いくつかの種類の細胞が集まったものの総称です。いずれのリンパ球も外敵から身を守るため、パトロール係、情報伝達係、攻撃係などに分かれて、わたしたちの健康な状態を維持する[＊12]ために活動しています。リンパ球は、リンパ液の中だけに存在する細胞ではなく、血液の中の白血球の30%はリンパ球です。

リンパ液に含まれる細胞以外の成分で、重要なものの一つが「電解質」です。電解質とは、ナトリウムと塩素のイオンに分かれる「塩」のような成分です。わたしたちの体液は、海水の成分と似ていて、水に4%の食塩を添加すると体液組成に近くなると言われています。したがって、真水を大量に飲みすぎると、電解質の量や組成のバランスが崩れることがあり、体によくない影響が起きます。

リンパ液も血漿も、電解液の成分物質はほとんど同じです。厳密に見ると、リンパ液はナトリウム、カリウム、カルシウムが少なく、塩素が多いという傾向がありますが、1割程度の違

＊12　健康な状態を維持する：このことを専門用語で「恒常性を保つ」と言います。

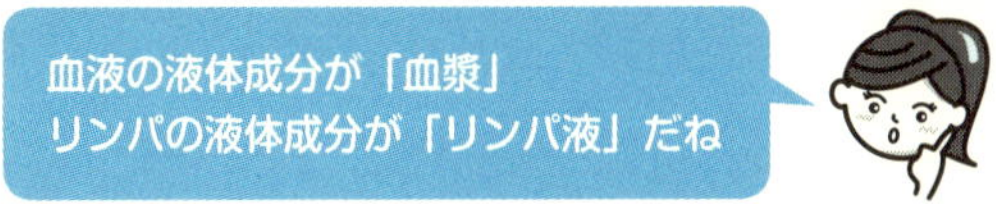
血液の液体成分が「血漿」
リンパの液体成分が「リンパ液」だね

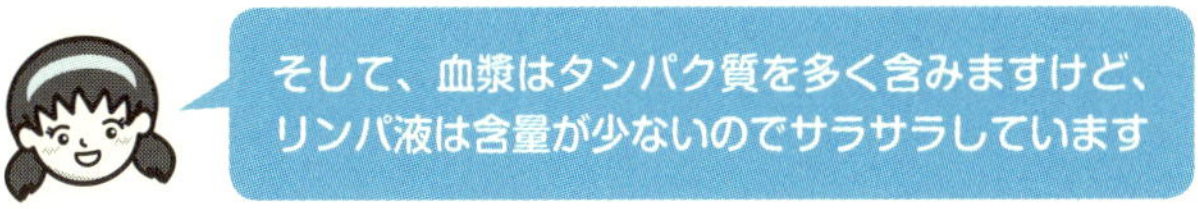

図 1-21 リンパ液と血漿の違い

いでしかありません。

その他の成分としては、たとえば健康診断の血液検査結果でもよく目にするブドウ糖、クレアチニン[＊13]、尿酸、ビリルビン[＊14]なども両者に含まれています。含量に大きな違いはありません。

ただ、コレステロールについては例外で、圧倒的に血漿の方に多く含まれます。

また、タンパク質の含量にも違いがあります。リンパ液には、血漿の6割程度しかタンパク質が含まれていません。

血液中のタンパク質には、分子量が小さくて水に溶けやすい「アルブミン」と、水に溶けず生体反応を触媒する作用を持つ

＊13 クレアチニン：筋肉のエネルギー源であるクレアチンの代謝物で、腎機能の悪化によりクレアチニン値が上昇する。

＊14 ビリルビン：ビリルビンは胆汁の主成分で、肝機能障害や胆管障害があると値が高くなる。

ことが多い「グロブリン」があります。アルブミンは、保水や栄養物質の運搬などの働きをしています。

血漿では、アルブミンとグロブリンが同程度含まれているのに対し、リンパ液では、グロブリンの量が相対的に少なくなっています。

リンパ液は、タンパク質の含量が血漿より少ないのでサラサラしています。色は無色ないしはわずかに黄色です。

リンパ液中のこれらの成分は、ある範囲内でいろいろに変化します。例えば、タンパク質の含量は、最も多い肝臓部分で5%、皮膚では１%にも満たないこともあります。小腸から始まるリンパ管では、血漿と同様に食事中の脂分が含まれるため、白濁していることもあります。また、リンパ液が通過する甲状腺や副腎皮質で受け取ったホルモンを血液中に運ぶ働きもあります。

血液中のアルブミンの量は、むくみとも関係しています。アルブミンが減少すると、毛細血管から血漿が漏れやすくなります。

大量に血漿が血管から漏れ出ると、リンパ管の中へは自然なしみこみでしか吸収されませんので、吸収が追いつかず、局所的に間質液が溜まってしまい、むくみが生じます。

このほかに、血液中には、血液を固める線維成分「フィブリノーゲン」が含まれていて、傷ついた血管から血液が流出し続けることを防いでいます。リンパ液にも血液から持ち込まれたフィブリノーゲンが含まれていますので、血液同様に固まります。ただ、その程度は血液ほどではありません。

リンパ系には最高で600個ものリンパ節があるとすでに紹介しましたが、リンパ液は、盲端から静脈に至るまでに何個ものリンパ節を通過します。そのため、リンパ節を通過するたびに、そこで増殖していたリンパ球が流れに加わり、最終的には1立方ミリあたり数万個のリンパ球を含むリンパ液になります。

リンパ液は、血漿がリンパ管に吸収されたもので、成分もよく似ている血液の兄弟のような存在なのです。

Column リンパの語源

リンパの語源は、ギリシア語の「ニンフェ」だとされています。ニンフェは、ギリシア神話の下級女神で自然界に宿ってその清浄さを守る神様です。庭園に美しい花が咲くのも、家畜が健やかに過ごすのもニンフェの恩恵だとされています。

組織間隙の血液に比べ、はるかに見た目が清浄な体液が、リンパ管の末端から吸い上げられ、血液よりもきれいな液体として体内を流れるイメージは、まさにニンフェの守る美しい川の流れを連想させます。

一方でギリシア神話のニンフェは、森の中に潜んで通りかかった旅人を魔力で惑わせたり、姿を見られた場合はその旅人にとり憑いて気を狂わせたりする黒い一面も併せ持っています。

後の章で詳しく説明しますが、がんの治療の副作用でリンパ液の流れが停滞することがあります。その結果腕や脚がむくみ、重症化すると体を動かすこともつらくなるのがリンパ浮腫です。この副作用は、がんが治癒した後も患者を一生苦しめることが頻繁にあります。

リンパシステムにニンフェの名前を付けた人は、ニンフェが両面性を持つ名前であることまでは考えていなかったものと思いますが、清純な面と邪悪な面の二面性の点でもニンフェはふさわしい名称のように思われます。

日本人的には「ニンフェ」と「リンパ」はどうにもつながらないところですが、ニンフェをギリシア語表記すると「nymphe」となります。これを表すラテン語は「Lympha」となり、医学用語の多くがラテン語に源を持つ例に漏れず、この「リュンパ」という呼び名が江戸時代に蘭学と共に日本に入り、今に至っていると考えられます。欧米ではニンフェの英語表記「Lymph」のままリンフと呼ばれます。

5 全身のリンパ管ネットワーク

リンパ管の種類

リンパ管は、静脈血管系に寄り添うようにネットワークを形成します。

血管が血管壁の構造によっていくつかに分類されるように、リンパ管も、構造的に細い方から順に次の3つに分類されます。

1　毛細リンパ管（一次リンパ管）

2　前集合リンパ管と集合リンパ管

3　リンパ本幹

毛細リンパ管は、リンパ管のスタート地点にあり、大河の源流となる湧き水地域のようなものです。この部分ではリンパ管は組織の隙間に網目状に張り巡らされています。毛細血管に比べると比較的太く、管の状態も不規則です。毛細リンパ管の細胞の構造は、内皮細胞で管状の構造が形成されていて、基底膜と内皮下線維層がそれを支えています。

毛細リンパ管は、最も太いところでも0.07ミリ程度ですが、それらが集合し「前集合リンパ管」を形成すると0.15ミリくらいになります。

毛細リンパ管は、間質物質を取り込むために有利な特徴的な構造をしていますが、前集合リンパ管の特徴は弁があることです。

リンパ管には、心臓のような圧力を生み出す臓器がなく浸透圧や筋肉のわずかな運動に依存しており、流れの力が弱いので、逆流を防ぐために前集合リンパ管には大量の逆流防止弁が付いています。

前集合リンパ管同士はさらに集合して、最大0.6ミリくらいの「集合リンパ管」となります。

集合リンパ管は、外側に筋層があり、静脈にそっくりの管です。内膜は内皮細胞と基底膜からなり、筋層を合わせると三層構造をしています。平滑筋は数層に積み重なっていますが、積み重なり方は場所により異なって構造的には一定していません。集合リンパ管にも弁がありますが、弁がある部分は筋層が薄かったりなかったりする部分のみで、筋層の厚い部分には弁はありません。また、毛細リンパ管に近いほど筋層が発達しているという性質もあります。太い集合リンパ管には毛細血管が入り込み、管の細胞に酸素や栄養を供給しています。

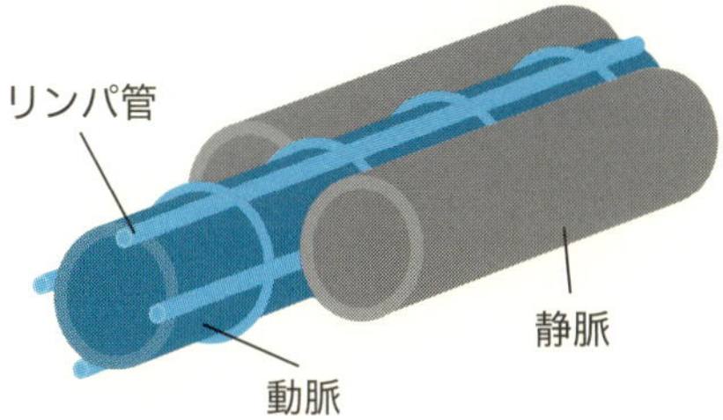

図 1-22　リンパ管と血管

静脈に寄り添うようにリンパ管がある（筋肉内）。

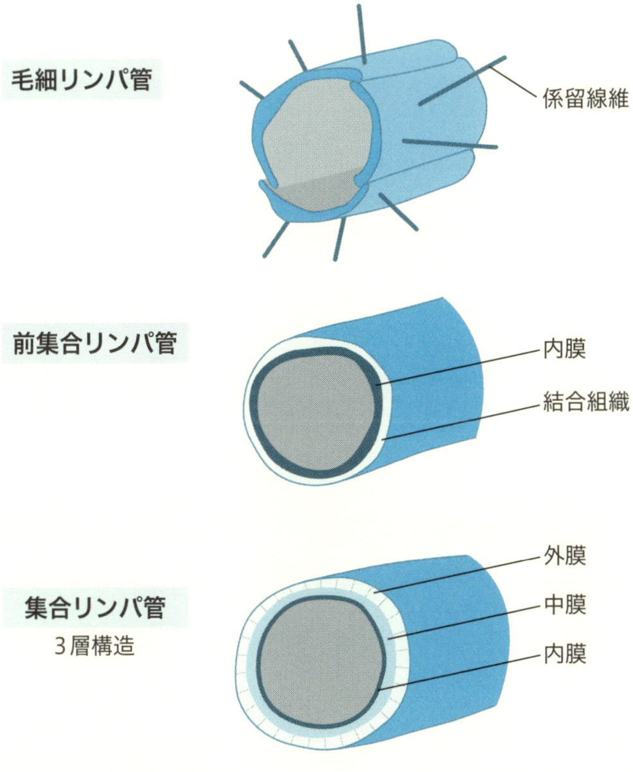

図 1-23　リンパ管の構造

リンパ管の構造と制御

リンパ液の流れを一定方向へ維持するために備えられているリンパ管の逆流防止弁は、数ミリ間隔という高い密度になっています。

リンパ管の弁は、リンパ管の内壁の細胞がリンパ管の内側にせり出したような構造をしています。逆流弁と逆流弁の間の部分は筋肉が発達していて、リンパ管は1分間に4〜5回の拡張・収縮運動を行い、弁によって一定方向にリンパが押し出される仕組みになっています。

この拡張と収縮の運動は、まさにポンプの働きそのものとも言え、リンパ管全体が、自律神経系によって精密に同調した動きをしてリンパの輸送を行う仕組みができあがっています。2つの弁に挟まれた1区画を「リンパ管分節」と言います。

このようなしくみで、足の先から重力に逆らってリンパ液を胸の位置まで持ち上げています。この仕組みは心臓ほどの送り出す力はないので、リンパの流れは血液に比べると非常に遅く、血液が全身を巡るには1分も要しないところを、リンパは片道しかないにもかかわらず12時間程度を要します。そのような弱い流れですので、血液以上に外部からの影響を受け、それがむくみの原因となります。

リンパ管を包み込む筋層は、一方向に整列しています。リンパ管の細い部分は、筋層が縦横に編むように積み重なって十分

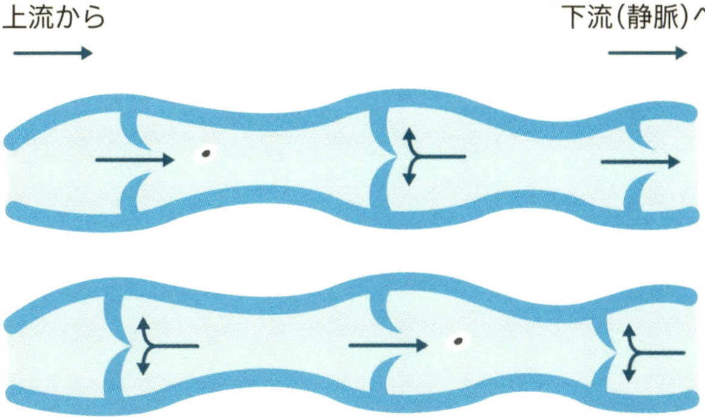
上流から
下流（静脈）へ

図1-24 リンパ管の弁と流れ

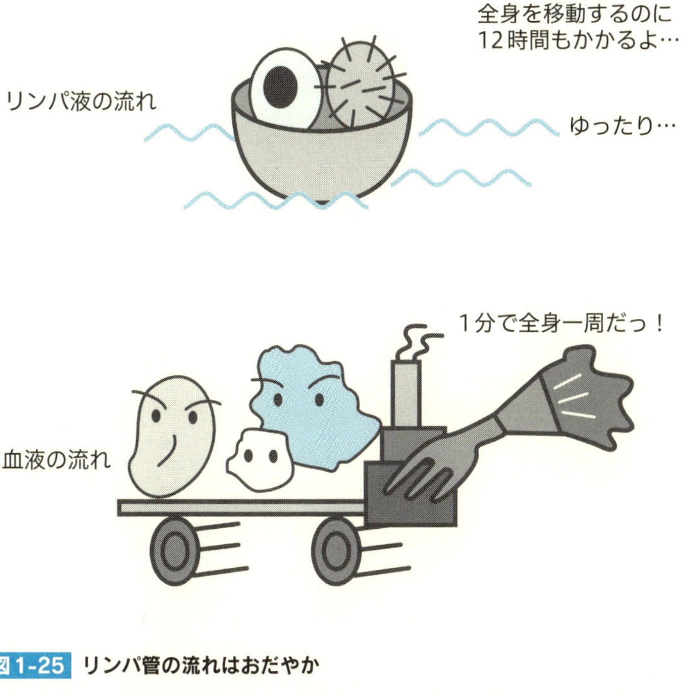
全身を移動するのに
12時間もかかるよ…
リンパ液の流れ
ゆったり…
1分で全身一周だっ！
血液の流れ

図1-25 リンパ管の流れはおだやか

な厚さと強度を備えています。内部に弁がある部分の筋層は、弁がしなやかに動くことが出来るように筋層も薄くなっています。

弁と弁の間隔は不規則ですが、前集合リンパ管で2～3ミリ、集合リンパ管で6～20ミリ、胸部の最も太いところでは6～10センチです。

さらに集合リンパ管は、体内のどの程度の深さを通っているかで、3種類に分類することが可能です。

1　表在性集合リンパ管

2　深部集合リンパ管

3　内臓性集合リンパ管

体の表面近くを通っている「表在性集合リンパ管」は、静脈と経路がほぼ一致し、太さもほぼ一定な管です。

「深部集合リンパ管」は、手足などから集まってくるリンパ管で、その源流となる毛細リンパ管は筋肉、関節、骨周辺にあり、管径は太く動脈に経路がほぼ一致します。

「内臓性集合リンパ管」は、深部集合リンパ管の仲間ですが、毛細リンパ管が内臓周辺にあり、血管と経路がほぼ一致します。

集合リンパ管は、しだいに集合して太くなり、最終的に太いリンパ本幹である胸管（左リンパ本幹）と右リンパ本幹につながり、静脈に流入します。

右上半身のリンパ管は、「右リンパ本幹」を経て鎖骨下部の右静脈角に入ります。左上半身と下半身のリンパ管は、腹部の大静脈に相当する「胸管」を経て、本人から見て左側の鎖骨下の左静脈角に導かれます。

胸管

胸管の形状は、100人に一人は右に導かれる人、100人に4人程度は末端部でＹ字型に胸管が分かれ左右の静脈角に導かれる人、またごく希に胸管が左右２系統あり、それぞれ左右の静脈角に入る人もいます。いずれも特に病的な症状は現れず健常です。

この胸管は、特に構造的に特徴があるわけではなく、リンパ本幹の部位で区別した名称で、下半身から脊椎に沿って上昇する最も太いリンパ本幹そのものです。胸管の長さは40センチ前後です。

実は、受精卵から胎児へ成長する過程の一時期、胸管は左右一対あるらしく、通常は成長の過程で右側は退縮するのですが、前述の少数派の構造はそれが残ってしまった結果のようです。もともとは二本あるものですので、10人に１～２人は部分的に胸管が二本になって迂回路のようなものが胸管の途中で形成されている人もいます。これは完全に消失するはずだった右側の胸管が一部分だけ残存し、そこに本来の左側の胸管が連絡したものだと考えられています。

胸管から下半身方向へリンパ本幹の元をたどると、両足から上ってくる左右の腰リンパ本幹と、消化管粘膜や胃、肝臓、膵臓からの毛細リンパ管が集まる腸リンパ本幹の合流地点があります。ただ、このあたりのリンパ管のつながり方は不思議なことに個人差が多く、リンパ管系は実は未だに最適化のための試行錯誤をしている最中であるのかもしれません。

複数のリンパ本幹が胸管に合流する接続点には、多くの人に「乳び槽」というリンパのタンクのような組織があります。乳び槽も個人差が多く、存在しない人も２割もいますし、乳び槽がある人の間でも、場所や形、大きさはまちまちです。

胸管の上部末端付近は、体の正面から見ると、こうもり傘の取っ手のように大きく右方向にターンし、静脈に入ります。この部分に、血液がリンパ管に逆流することを防ぐための開口部弁が、約８割の人にはあります。ただ、逆流防止弁がない残りの２割の人は静脈血がリンパ管に逆流して何か健康上の不具合があるかと言えば、そうではありません。

胸管が左側静脈角に合流する部分は、高速道路の合流レーンのように静脈の流れに沿って斜め方向から合流します。

この合流部分の静脈壁が、静脈の内側に突き出すようにして折り返され、合流路を形成しフタの役目をしています。静脈が拡がるときにはこのフタが開いて、リンパが静脈に流入します。フタが付いているために逆流をほぼ抑制することができるものの、静脈血管の動きに合わせてフタが開閉するため、結果として蓋が完全に閉まるのが血液の流れからワンテンポ遅れることになり、胸管のＵターン部分から最初の弁のあたりまで血液が

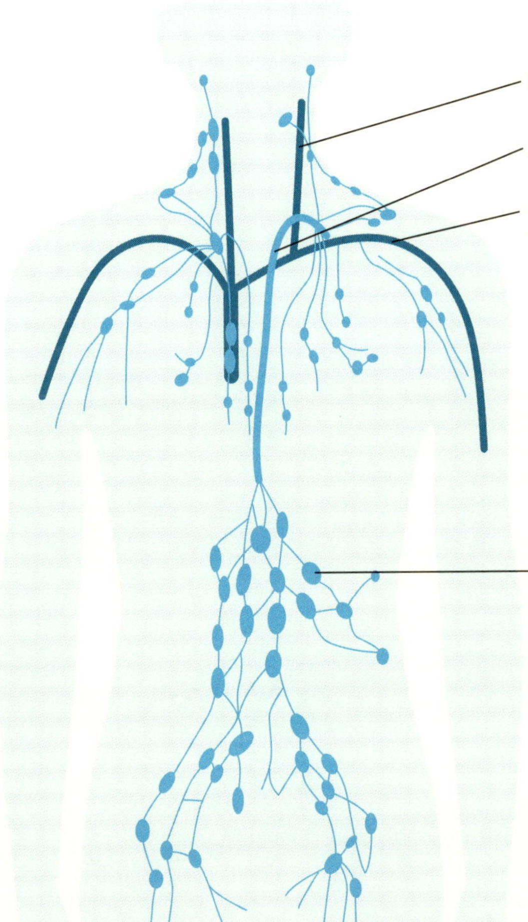

図1-26 胸管

ほとんどの人の胸管は、本人から見て左鎖骨下で静脈に合流する。

逆流します。

個人差と言えば胸管の通り方にも、いろいろとバリエーションがあります。乳び槽周辺から鎖骨まで、基本的に胸管は大動脈よりも身体の前方に位置して、心臓の出口から下半身へ向かう大動脈のUターン部分と身体の前方で交差して鎖骨に至りますが、どのあたりで交差するかが人によってまちまちです。

場所だけではなく、なぜか胸管がいったん大動脈の裏側（背骨側）に潜って大動脈の下をくぐり抜け、左静脈角に入る人もいます。左静脈角は、左側鎖骨下動脈よりも身体の前方にありますので、いったん動脈の下に潜って再び手前の静脈側に出て

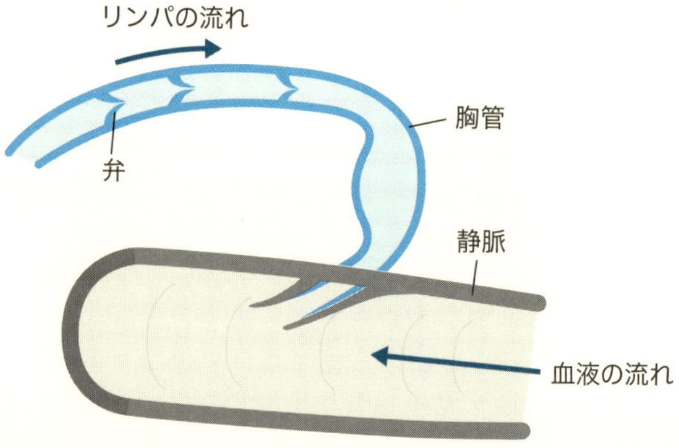

図1-27 胸管の静脈への合流部分

合流部分では、斜めに胸管が流入することで静脈の圧力で閉じるような弁の役割ももたせてている。

くるのは、何とも不自然です。この場合も、健康状態には何ら影響を与えません。自分のリンパ管がどのようになっているのかは普通は調べませんので、なんとなく興味のわいてくる部分ではあります。

神経とリンパ管

血管とリンパ管の大きな違いの一つとして、神経系の関与があります。血管には神経系が張り巡らされていて、外部の気温や運動、精神状態によって血管が収縮したり拡張したりして、血液の流れを調節しています。

当然ながらリンパ管系も神経の支配下にあって、リンパ管の収縮によるリンパ液の流れも神経によって管理されています。

神経細胞にもいろいろな種類がありますが、リンパ管に指令を出している神経細胞は、「無髄神経」という種類の細胞です。無髄神経がリンパ液がうまく流れるようにリンパ管の収縮のタイミングを調節しています。

また、毛細リンパ管では、末端部分にも神経細胞が入り込んでいますが、この神経細胞は、リンパ液の状態や間質液の情報を収集し、リンパ管系の機能を調整するためのセンサーの役目をしていると考えられています。

これらの神経系は、アドレナリンやコリンなどの神経刺激に関係する分子による刺激に応答する機能を持っているようです。

また、リンパ管にかかっている圧力を中枢へ報告する神経系も見つかっています。

リンパ管を制御することは、すなわち免疫系を制御することにもなりますので、今後さらに中枢とリンパ管の関係が解明されて、謎が多く治療方法が少ない免疫系疾患の研究が進展することが期待されます。

Column 催リンパ剤

リンパ液は、毛細リンパ管から間質液を吸収して生み出されます。そのため、リンパ液生成を促すためには、血液から血漿成分をより多く組織間隙にしみ出させる必要があるのですが、それを行う薬剤を催リンパ剤といいます。

名称からすると、リンパシステムに作用を及ぼす薬のように思えますが、作用はあくまでも毛細血管の透過性増大です。

6 毛細リンパ管のはたらき

末梢リンパ管は、毛細血管のように細く緻密ですので、毛細リンパ管と言います。

毛細リンパ管にはスタート地点があり、その部分を拡大して見ると末端はどこにもつながっていない袋状の行き止まりになっていて、この部分を盲端と呼びます。

毛細リンパ管の先端部分は、管壁の構造がゆるくなっていて、毛細リンパ管は、組織の隙間を縫うように網目状に広がり、リンパ管の外側にある間質液が中に流入しやすい構造になっています。

ここではその様子を、体の代表的な部位ごとに順に見てみましょう。

皮膚

わたしたちの体の表面を包んで、外界との物理的バリアの役目をしているのが皮膚です。

皮膚は、最も外側で0.2ミリほどの厚さしかない「表皮」とそれ以外の「真皮」に分けられ、その下は脂肪に富む「皮下脂肪組織」があります。

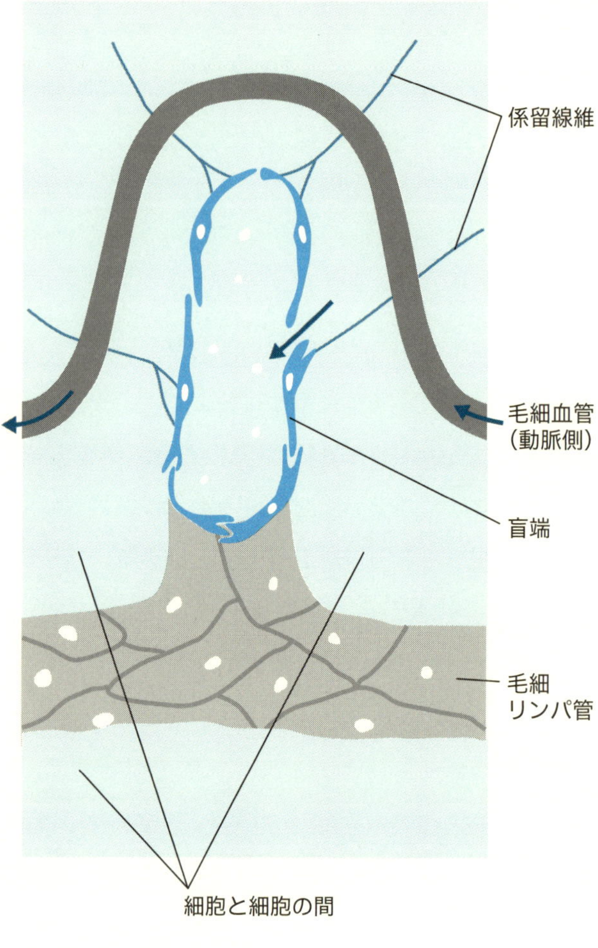

図 1-28　毛細リンパ管の盲端

毛細リンパ管の盲端部分（リンパ管のスタート地点）。周辺にある血管からしみ出た間質液が、盲端の細胞の隙間から毛細リンパ管の中に入り、リンパ液となる。

表皮は角化、つまり核も細胞内小器官も失われ、細胞膜が厚く変化した細胞(ケラチノサイト)で覆われており、リンパ管はありません。真皮は、皮膚の強度を保つ層で場所によっては数ミリの厚さがあり、体毛の元になる毛包、皮膚の表面に分泌物を放出して皮膚を保護するアポクリン汗腺、脂腺などの活発に活動する細胞もここにありますので、血管、神経などと共にリンパ管もこの層には存在しています。

この領域の毛細リンパ管は、皮下の集合リンパ管から数多く枝分かれして、乳頭層と呼ばれる真皮の浅い部分にリンパ管網を形成しています。乳頭層で血管は、動脈から静脈へとつながるループ状の構造をしていますが、リンパ管は同じ場所で、盲端から始まる毛細リンパ管を形成し、ここでの毛細リンパ管の直径は0.01〜0.03ミリです。真皮には、脈管外通液路も充実しています。乳頭層の下は、網状層と呼ばれる領域ですが、この境界でリンパ管は、二次元のクモの巣網目状に広がる毛細リンパ管の網を形成し、網目の大きさは0.5ミリ程度です。この網目は、血管網に密接し体液の再吸収に関わっています。

リンパ管は、皮膚に平行な網状構造(リンパ管網)と、上下の網状構造を接続する皮膚に垂直なリンパ管を経て、徐々に集合して太くなりながら皮膚の下層に向い、皮膚の深部リンパ管網に到達します。この領域も網状構造を構築していて、リンパ管の直径は0.1ミリ程度まで太くなります。皮膚の浅い方向へリンパ液が逆流することを防ぐ弁も存在してリンパ管の太さによる構造区分は、前集合リンパ管となります。

前集合リンパ管は、深部の筋膜上層にあり、毛細血管で集めたリンパを集合リンパ管に届ける役目を担っていますが、部分部分で内皮が薄くなって、すでに紹介したフラップ状の開口部を持ち、毛細リンパ管の役目も兼ね備えています。

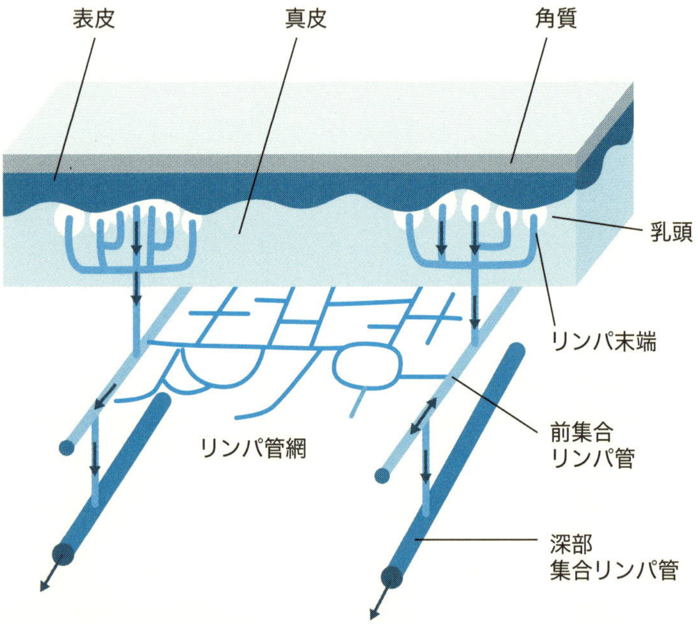

図 1-29　皮膚の毛細リンパ管

リンパ管は皮膚の表皮にはなく、毛細リンパ管から垂直に体の深部に降りていく接続管によってつながっている。

皮膚のリンパ管全体を見ると、ちょうどバオバブの木のような構造になっており、皮膚の表面で直径1センチから数センチの範囲にある毛細リンパ管が、1本の太い垂直方向の前集合リンパ管に集まり、身体の深部の太いリンパ管に接続しています。

皮膚の浅い部分では広いクモの巣状になってはいますが、皮膚の深い部分に下るにつれて、網状構造は、縦方向の前集合リンパ管を中心とするブロックごとにリンパ分水嶺で分割され、リンパ液は基本的には横方向へはあまり拡散せずに、身体の深部へ、深部へと向かいます。

脂肪組織

皮膚の下は、脂肪組織です。もし、毛細リンパ管が脂肪組織に入り、不要な脂肪を吸い上げてくれたら、どんなにすばらしいだろうと思っておられる方も多いかと思います。

実は、脂肪組織には毛細リンパ管は、ほとんど発達していません。というのも、脂肪は全身でもちょっと変わった組織なのです。

脂肪組織は、脂肪細胞が集まって小葉という組織を形成します。脂肪細胞は、脂質の代謝に関与しエネルギーの貯蔵庫としての役割も果たす細胞で、褐色脂肪細胞と白色脂肪細胞に分かれます。

褐色脂肪細胞は冬眠をする動物が持っている脂肪細胞で、人間の脂肪細胞のほとんどが白色脂肪細胞です。

白色脂肪細胞の中には脂肪を蓄える袋である脂肪滴があり、この袋の中に際限なく脂肪を蓄えます。そのため、細胞の大きさが時には0.1ミリまでにもなってしまう異様な細胞です。細胞の容積のほとんどが脂肪滴となり、核もミトコンドリアも何もかも脂肪滴と細胞膜の隙間で押しつぶされたような状態になっています。

パンパンになった脂肪細胞が破裂しないのは、細胞が線維で補強されているからです。脂肪細胞は、脂肪分の出入りが激しいので、毛細血管は非常に緻密です。

一方で、脂肪組織内には、脂分でパンパンになった細胞がギュウギュウに詰まっていますので、もともとリンパ管が回収すべき細胞間隙の水分はほとんどなく、脂肪細胞の集合体である小葉にはリンパ管のするべき仕事がありません。その結果、この部分には毛細リンパ管は形成されず、小葉と小葉の間を通過している前集合リンパ管が、一部分で毛細リンパ管のような隙間が多い構造をとってわずかな水分を吸収しているのみです。

骨

少なくとも骨表面の結合組織である骨膜には、毛細リンパ管があることがわかっています。骨にリンパ管が存在するかどうかは、まだ詳しくわかっていません。少なくともリンパ管を特徴的に染色する薬を使って観察した場合は、骨の内部にはリンパ管はないように思えます。

骨は硬い無機質な組織のようなイメージがありますが、実は骨芽細胞、破骨細胞、骨細胞などを含む細胞によって、新陳代謝をしている組織なのです。

破骨細胞によって古い骨が溶解処分され、骨芽細胞が新たな骨を作り出しています。骨細胞は骨内の栄養情報の収集をするセンサーの役目を担ったり、骨にかかっている負荷についての情報を周辺の細胞に伝達するなどのネットワークを構築しています。

血管については、骨膜から骨の中に毛細血管が入っていることがわかっています。毛細リンパ管も骨の中に張り巡らされている可能性はあるのですが、今のところ確認された実験データはないようです。なお、お酒のつまみとして大人気の軟骨にも、毛細リンパ管はありません。

関節にも、関節内部にリンパ管はありません。ただ、関節部分全体を包み込む滑膜には、血管網と共にリンパ管の盲端が発達して深部動脈に平行するリンパ管に接続しています。

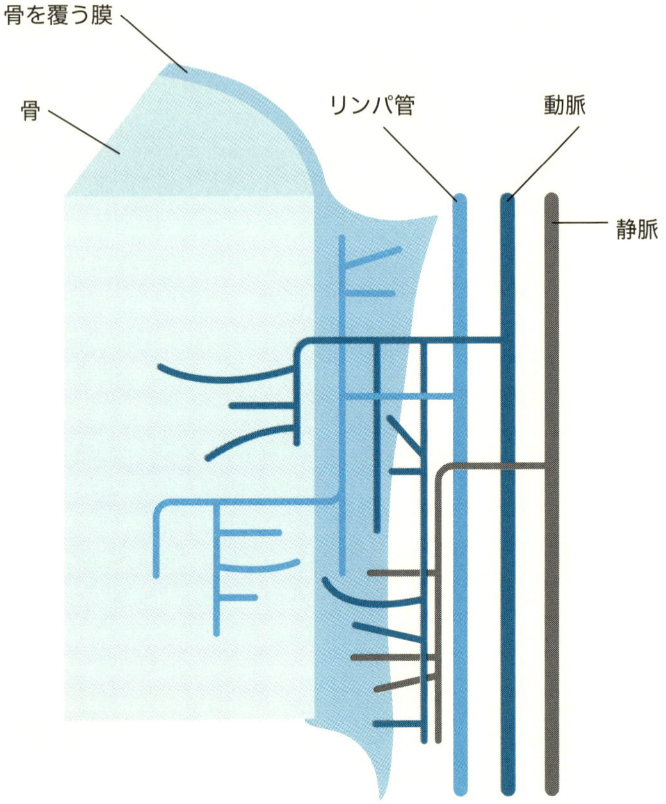

図 1-30　骨膜の毛細リンパ管

骨のリンパ管構造は今後明らかにされることが期待される。

筋肉

筋肉（骨格筋）は、筋細胞が束ねられた集合体です。筋細胞は、多数の細胞が融合してできた核を多数持つ直径0.01〜0.1ミリ、長さ20センチ程度の線維状の細胞です。これを束ねた線維を筋線維と呼びます。筋線維は、筋内膜に覆われ、さらに複数の筋線維が束になって、外筋周膜で包まれているという構造をしています。

血管は、これら内部の細胞が運動するために、大量の酸素と栄養を届けなければなりませんので、個々の筋線維の膜上に毛細血管が発達しています。

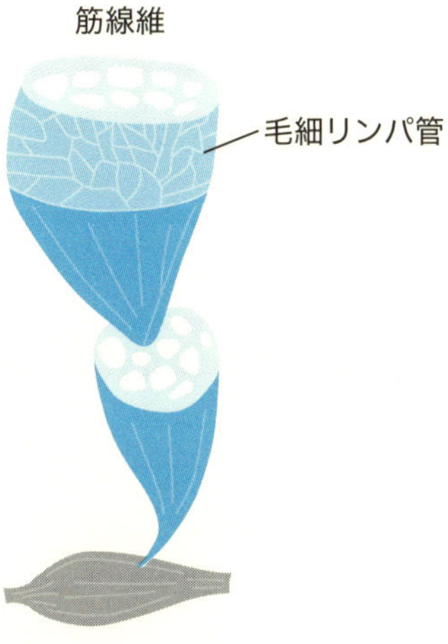

図1-31 筋肉の毛細リンパ管

筋線維の内部には毛細リンパ管はないが、その周囲には毛細リンパ管が張り巡らされている。

一方で毛細リンパ管は、筋線維の最も外側を大きく包む筋膜、その内側の筋上膜膜には網目状に発達していますが、個々の筋繊維を包む筋内膜までは広がっていません。

脳

脳は非常に特殊で重要な組織ですので、その他の組織とは構造的に異なる点が多くあります。

脳を外側からみてみましょう。脳は、外側から順に硬膜、くも膜、軟膜から成る髄膜に包まれています。血管系は最も外側の硬膜に張り巡らされています。くも膜の脳側に脳脊髄液[*15]が満たされ、軟膜は脳に直接接して脳を包み込んでいます。脳脊髄液は、無色透明のさらさらの液体で、細胞はほとんど含まず赤血球は全く存在していません。タンパク質はわずかに含みますが血漿よりはるかに少なく、非常に清浄な液体です。

脈絡叢という脳脊髄液を分泌するために存在している組織から、1日に1リットルほど分泌され、毎日10回前後入れ替わる割合で常に清浄な状態が保たれています。毛細血管のある硬膜には毛細リンパ管も伸びていますが、その下層の内膜には毛細リンパ管も毛細血管もありません。

＊15　脳脊髄液：脳脊髄液（髄液）は、脳に直接接している体液であるため、たとえば脳に作用する医薬品を研究する場合などは、脳に医薬品が期待通りに移行しているのかどうかを調べるために、髄液を採取して測定を行うこともあります。

次に脳の内部を見てみますと、脳そのものにはその他の臓器よりもはるかに緻密な血管系が張り巡らされ、脳が必要とする大量の酸素と栄養分を供給しています。しかし、意外なことに脳内部にリンパ管はありません。

他の臓器と同様に脳の毛細血管からも、間質液がしみ出しています。通常ではこのしみだした血漿成分は、静脈や毛細リンパ管から吸収されるはずですが、脳の間質液は脳脊髄液（髄液）として、脳や延髄の周辺にとどまります。

こんなに大量の脳脊髄液は、リンパ管のない状況でいったいどこで再吸収されているのでしょうか？

脳は非常に重要な組織ですので、血液中の有害物質が脳の中に侵入しないように、脳を通る血管と脳脊髄液の間には、「血液－脳関門」というバリアが施され、アミノ酸や水など脳が本当に必要としている分子だけが通過できるしくみになっています。

そのような厳重に守られた脳で、しかもリンパ管はないにもかかわらず、脳の中に色素を注入する実験を行うと、頸部のリンパ節にその色素が出てくるという不思議な現象が起きることがわかっています。やはり、脳からの間質液の排出にも、リンパシステムが関わっているのです。

具体的な排出経路については、脳脊髄液の量が多いことから、かなりの効率で排出する経路が必要とされ、まだ科学者の間でも確定はしていません。しかし、最近注目されているのが、脳に入る動脈に寄り添うようにして動脈の流れに逆行して排出される経路です。

脳の血管を詳しくみてみると、脳の毛細血管の細胞基底膜と柔膜との間に血管周囲腔が形成されていることがわかります。脳の独特のしくみとして、その動脈周囲腔に間質液が入り、基底膜に寄り添ってそのまま頭蓋の外まで続いて出ていく流れが

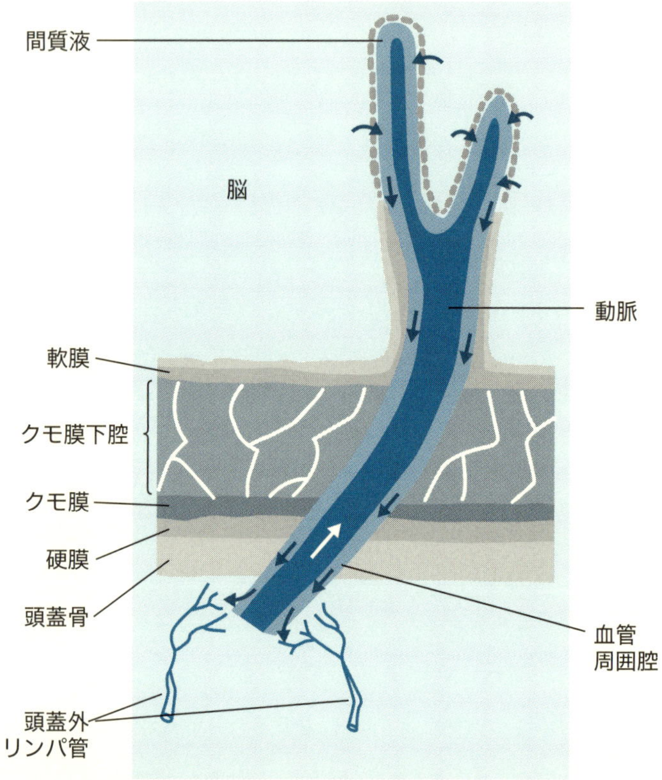

図1-32　頭蓋骨周辺のリンパ管

脳にはリンパ管は存在していないが、脳動血管周囲腔を利用して血液の流れと逆向きに間質液が流れ出る。頭蓋を出ると頸部リンパ管と接続し、リンパシステムに入る。

見つかっています。その流れは動脈とは逆向きです。つまり、脳に酸素や栄養を供給する動脈が、構造的には排出経路も兼ねているという知見で、頭蓋の外部に出ることができれば、毛細リンパ管が張り巡らされていますのでそこからリンパ管へ吸収されます。

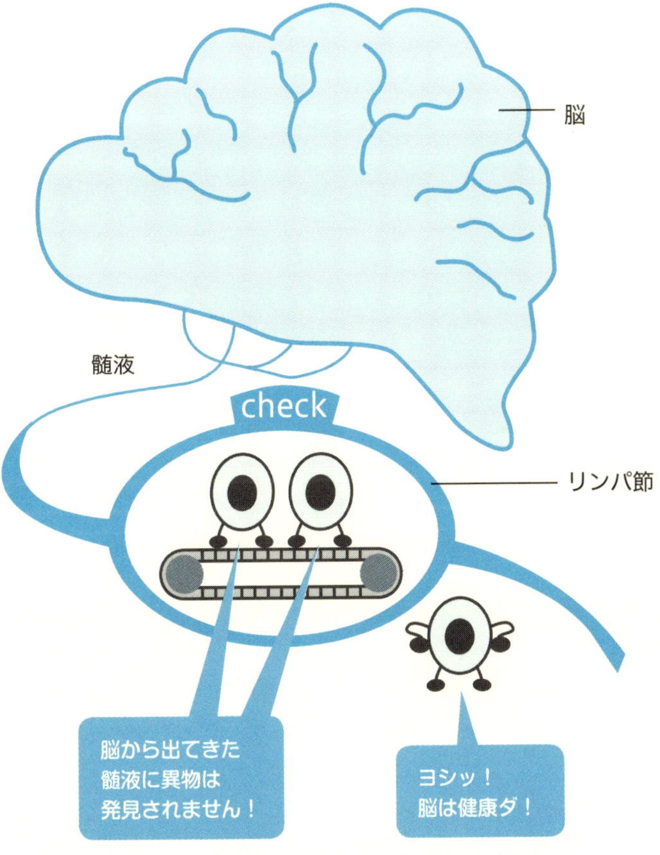

図1-33 脳から出てきた髄液をチェックして脳の健康状態を確認

また、古くから確認されている経路として、くも膜下の髄液が、鼻粘膜の膜構造の組織（結合組織）を経由してリンパ管に入り、首のリンパ管を通って下降する経路も知られています。

脳脊髄液の排出が、何らかの理由によって正常に行われず、脳脊髄液圧が上昇した場合の排出方法も備わっているらしく、非常に複雑なメカニズムで調節が行われているようです。いずれにしても脳では「血液→脳脊髄液→リンパ液」の経路を介して、血管系とリンパシステムがつながっていることになります。

どういう経路をたどったにしても、脳脊髄液が最終的に出てくる頸部リンパ管には、リンパ液中の異物を捕捉し有害な外来異物などに免疫対応するリンパ節が豊富にあります。脳から出てきた髄液が、頸部リンパ節を経由することにはとても大きな意味があり、脳を循環した髄液をその直後にリンパ節でチェックし、脳が感染などを受けずに健康な状態でいるかどうかを確認している機能があるようです。

末梢神経においては、神経細胞が内膜、中膜、上膜の三層の膜で包まれていて、毛細血管は、最も神経細胞に近い内膜にも張り巡らされていることがわかっています。しかし、毛細リンパ管がどこまで末梢神経に入り込んでいるのかはよくわかっていません。少なくとも最も外側の上膜で確認できていますが、盲端がどの膜上まで貫入しているのかをつきとめることは今後の研究課題です。

眼

眼も涙腺などの表皮に近い組織には、リンパ管が形成されています。しかし、視覚に直接関わる領域である虹彩、水晶体や硝子体、網膜などには、リンパ管は存在していません。

眼の最も外側で外界に接している角膜では、リンパ管が病的に形成されることがあります。目を縦割りにしてみると、角膜から丸い硝子体をはさんでちょうど反対側あたりに視神経や網膜血管が接続している領域があります。この付近までは、リンパ管が伸びていることは確認されています。虹彩、網膜、硝子体では、リンパ管は存在しないとされています。ただし、動物実験で眼に色素を注入すると、周辺のリンパ節に色素が出てく

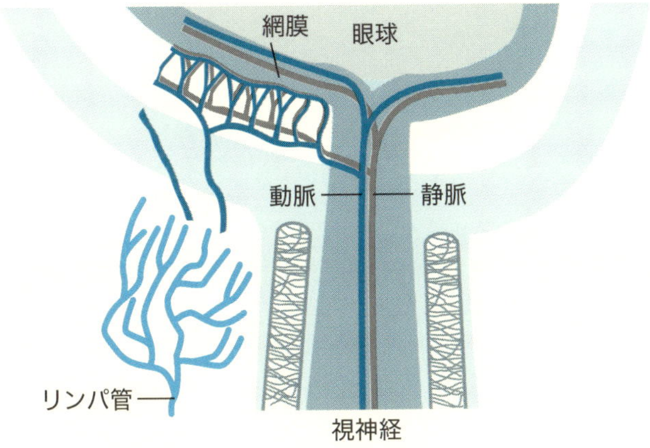

図1-34 目のリンパ管

健康な目にはリンパ管はなく、網膜から出てきた血管を介して物質のやりとりがあるかもしれない。詳細はまだよくわかっていない。

ることから、何かこれらの器官とリンパ管をつなぐ仕組みはあるようです。まだ発見されていないだけかもしれません。

耳（とくに蝸牛）

耳は、身体の外側に近い外耳と、脳に近い内耳に分けることができます。内耳にある蝸牛は、聴覚と平衡感覚を司る感覚器官です。蝸牛という言葉はカタツムリという意味ですが、この器官の形が哺乳類の場合はカタツムリのような巻貝に似ているため、この名前がつきました。蝸牛の内部は、リンパ液で満たされています。

音は空気の振動です。それをキャッチするのは鼓膜です。鼓膜の振動は鼓膜の内側に鼓膜に接するようにある耳小骨を経由して蝸牛内のリンパ液に伝えられます。リンパ液の振動が蝸牛内部にある基底膜に伝わり、最終的に蝸牛神経を通じて中枢神経に音の情報を送っています。

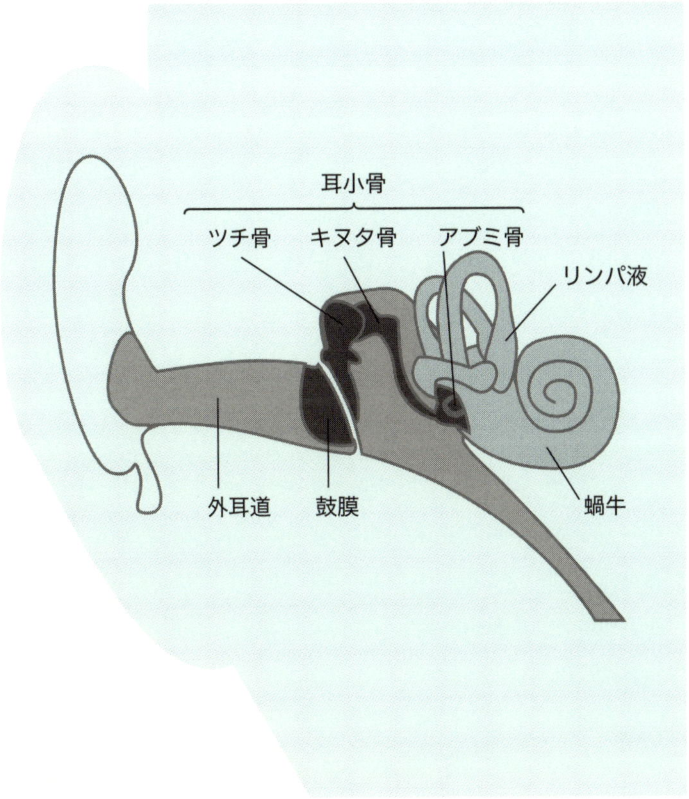

図1-35 耳のリンパ液

鼓膜より内側のカタツムリの形をした器官が蝸牛。この中はリンパ液で満たされており、リンパ液の振動として音を伝える。

心臓

よく動かす箇所に、リンパ管は密集していることがわかっています。それは臓器についても同様です。よく動かす臓器の代表といえば、なんと言っても心臓です。リンパ器官以外の臓器では心臓には特にリンパ管が豊富で、強い力で血液を押し出す役目をしている心室において顕著です。

心臓は、全体が心筋という筋肉が内膜と外膜にサンドイッチされてできていて拍動を繰り返します。

内膜、外膜、心筋、それぞれにリンパ管が張り巡らされていて、全身同様に集合リンパ管としてまとまり、右静脈角に流入します。

立体的な三層構造のリンパ管はそれぞれ接続していて、内膜と外膜に網の目のように広がったリンパ管が、心筋を縦断して接続するような構造になっています。この構造は皮膚リンパ管の立体構造と似ていますが、骨格筋にリンパ管が貫入していないのと同様に、心筋層はリンパ管が少なめになっています。

心臓の拍動は、イオンによってコントロールされていますので、電解質すなわちナトリウムやカリウムを豊富に含むリンパ液は、心臓の拍動にも影響を与えることがわかっています。

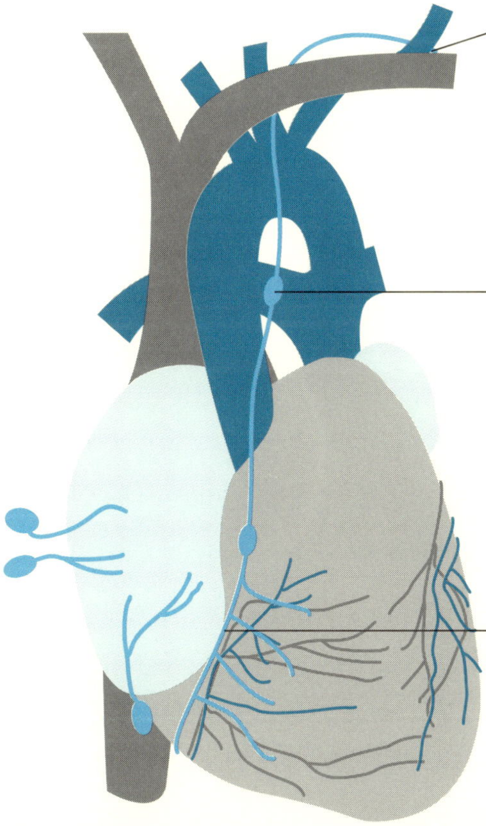

図1-36 心臓のリンパ管

他の組織同様に、心臓のリンパ管も血管に沿うように存在している。

7 リンパ心臓

人間には心臓は一つしかありません。実は、心臓が一つだけの生物は、ごく少数派なのです。

ほ乳類以外の生物は、複数の心臓を持っているのです。特にサンショウウオ[＊16]のような原始的な生物は、十数個もの心臓があります。といっても、それらはすべてリンパ管の心臓です。

リンパ心臓を持つのは、サンショウウオだけではありません。カエルやヘビ、ニワトリもリンパ心臓を持っています。実はリンパシステムを持っている多くの生物種の中で、リンパ心臓を持っていないのはほ乳類だけで、むしろわたしたちは少数派なのです。リンパ心臓も血管心臓同様に拍動してリンパ液を押し出しています。

サンショウウオのリンパ心臓は、全身の縦方向に二列、合計数十個が整列していますが、カエルには4個しかありません。ヘビは2個です。つまり動物の種類によってリンパ心臓の数は異なります。

またカエルのように、成長過程でリンパ管系が大きく変化する生物もいます。これは生息環境の水の存在が大きく関わって

＊16　サンショウウオ：日本各地で山間の渓流・湿地に住んでいる両生類の総称。

いるようです。水中生活をするオタマジャクシ時代は、まるで人間の血管系のようなリンパ管系を持っています。ところが、カエルになって陸上生活も行うようになると、リンパ管が融合·拡大して、血管を取り巻く地下湖のようなリンパ嚢（洞）となり、オタマジャクシ時代よりも大量のリンパ液を蓄えるようになります。そのお陰で、陸上での乾燥生活に耐えつつ、太陽からの熱を蓄えられることができます。

少し妙なのは、ニワトリのような鳥類です。鳥類のリンパ心臓は、雛が卵の中にいる間は機能しますが、卵から出てくる、つまり羽化した後は消えてしまいます。成鳥ではリンパ管に筋肉、平滑筋がまとわりつき、筋肉の運動によってポンプのような働きをしてリンパ液を送り出します。

両生類やは虫類のリンパ管は、非常に簡素な構造ですが、鳥類のリンパ管は人間同様にネットワーク構造を持ち、平滑筋によって制御されています。

オオサンショウウオでリンパ心臓が多数あるのは、このリンパ管ネットワークが未成熟、つまり、未進化な状態であり、全身に心臓を配置してバケツリレーのようにリンパ液を運ぶ必要があるためです。

両生類やは虫類から見ると、「熱を自分で作れるほ乳類は、リンパ管系が簡素化できていいよね」と思っているかもしれません。たとえば、血管系の心臓を１つと、リンパシステムの心臓を４つ持っている生物であれば、心臓発作の確率は５倍に高まると考えることもできます。それだけのリスクを抱えても、やはりリンパ管系を充実させ太陽光でリンパを温めて熱を蓄える必要があるのです。

生物の進化は、水中から陸上へ、つまり魚類から両生類を経ては虫類へと進化しました。リンパシステムもその進化に伴って変化しています。魚類でリンパ管が発生し、両生類では多数のリンパ心臓を持ったリンパシステムが構築され、ほ乳類に至ってリンパ心臓を失うという変化は興味深いものです。

リンパ液が漏れだす初期のリンパシステムから、必要な箇所に計画的にリンパ管を配管して、その中をリンパ液を流すような構造をもつほ乳類型のリンパシステムへと進化したのです。

また、血管系とリンパ管系に明確に区分されるのも、進化による構造変化の結果でした。

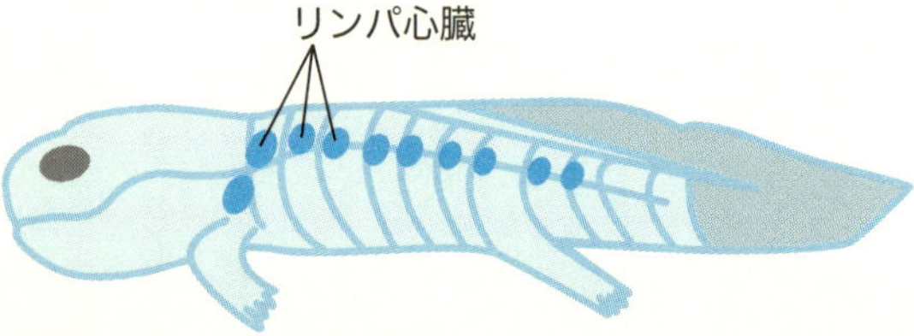

図1-37 オオサンショウウオのリンパ心臓

哺乳類以外の生物には、リンパ心臓がある。特に両生類などは複数個のリンパ心臓をもっている。

8 リンパ器官

脾臓

最も大きいリンパ器官が脾臓です。脾臓は横隔膜の下、胃の背中側の左側付近にあり、色は赤褐色です。大人の脾臓の重さは100から150グラム程度です。脾臓の役目は多種多様で、血液中の老朽化した赤血球の処分や、鉄や血小板の貯蔵、破壊された侵入物の破片を捕らえて処分したり、リンパ球を産生し生体を防御したりします。また、開放血管系が残存しているほ乳類唯一の臓器でもあります。

脾臓の免疫機能は、リンパ節と共通する部分もあり、抗原に対し抗体を作り出したり、細胞性免疫と呼ばれる防御機構を生み出したりする組織でもあります。

脾臓にはリンパ小節が集まる白脾髄《しろひずい》部分と赤血球が集まる赤脾髄部分があります。白脾髄は、動脈を外側から包み込むちくわのような形のリンパ組織（動脈周囲リンパ球鞘）として多数存在していて、白脾髄同士の隙間が赤色脾髄となっています。白脾髄の中心となっている動脈は中心動脈とよばれ、それをとり囲む動脈周囲リンパ鞘にはTリンパ球が集まっており、白脾髄の周辺部にはBリンパ球が球状に集まった「リンパ小節」が分布します。

血液は最終的には、脾洞と呼ばれる赤色脾髄の袋のような中に入り開放血管系となります。この袋の内側で待機している洞内皮マクロファージによって老朽化した細胞や赤血球、異物などが処分されます。

赤脾髄は血液の貯留所でもあり、血液は、脾洞の間隙を埋める赤髄索で新生された血球とともに赤脾髄静脈に入り脾静脈に集められ、再び閉鎖血管系となって循環系にもどります。

Column リンパ小節

リンパ小節は、リンパ管のあちこちに、フラミンゴの足の膝関節のようにポコリと存在するB細胞の塊です。

消化管や器官の粘膜や扁桃、脾臓のようなリンパに関係する組織で、線維にB細胞が絡みつくように直径1ミリ程度の組織を形成しています。

リンパ小節は1個単独で存在している場合もありますし、数十個のリンパ小節が集まって塊になっていることもあります。前者を「孤立リンパ小節」、後者を「集合リンパ小節」といいます。

リンパ小節も見た目で2種類に分けることができます。均一な小リンパ球（B細胞）の集合体のリンパ小節を一次小節といいます。リンパ小節の中で組織的構造が現れ、胚中心という見た目上明るい部分が形成されたリンパ小節を二次小節といいます。

胚中心はB細胞が増殖してリンパ芽球を形成している部分で、リンパ球の他にマクロファージや免疫系以外の細胞も含まれていて、細胞分裂をしながら多くの細胞が入り乱れた状態となっています。

胚中心がさらに発達すると、入り乱れた状態の中から、B細胞が胚中心を帽子をかぶったように取り囲む帽状域とよばれる胚中心の中でも小リンパ球が特に密に集まった部分が誕生します。

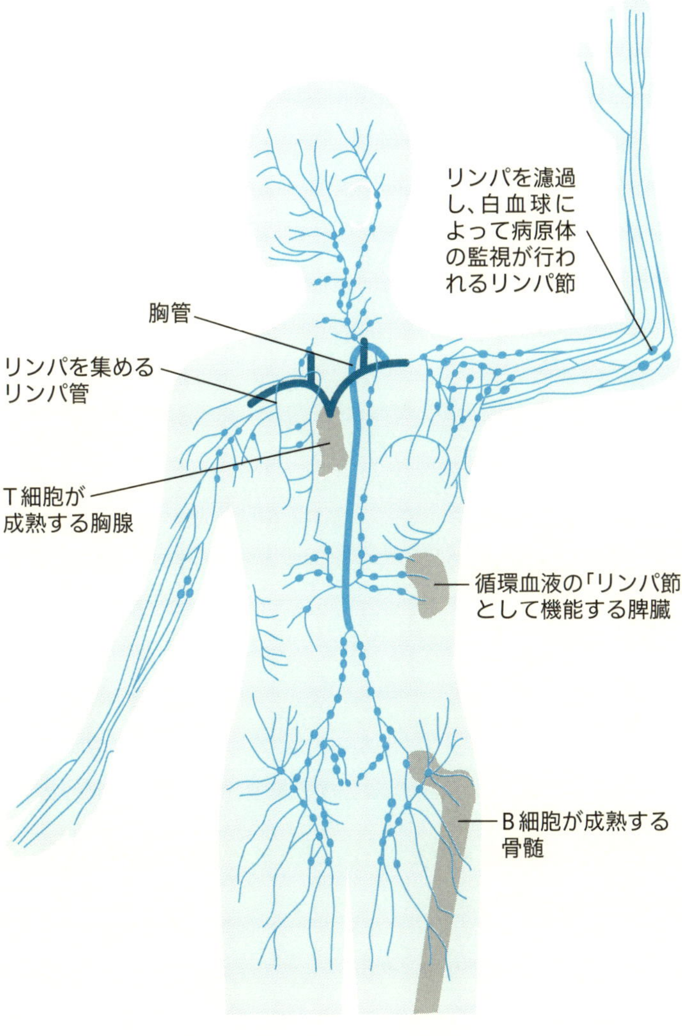

図1-38 脾臓と胸腺の位置と機能

扁桃

空気中や水中の細菌などが、人間の体のどこから感染するかというと、「消化管」や「呼吸器」などです。なぜなら、これらの器官は、外界からいろいろなものを体内に取り込む必要があり、皮膚のような角質の硬い防御バリアを持てず、粘膜が直接外部に接しているためです。

このような器官には、細菌の侵入に対抗するため、リンパ組織が密に存在します。

口には、のどの入り口左右にある「口蓋扁桃」と舌の付け根にある「舌扁桃」、「咽頭扁桃」の４つの扁桃があります。

扁桃は要するにリンパ小節ですので、リンパ球が集積しており、リンパ球の生産にも関わります。また、侵入した雑菌の処分も行う部位なので、雑菌が暴れてしばしば炎症を起こします。

小腸

小腸粘膜も、扁桃と同じように外部に直接さらされる部位なのでリンパ組織が発達しています。

古くは小腸の内側には、栄養分を吸収するための絨毛《じゅうもう》が隙間なくびっしりと生えていると考えられていました。しかし、17世紀に絨毛のあまり生えていない部位が点在することがパイエル医師によって発見されました。それがパイエル板です。

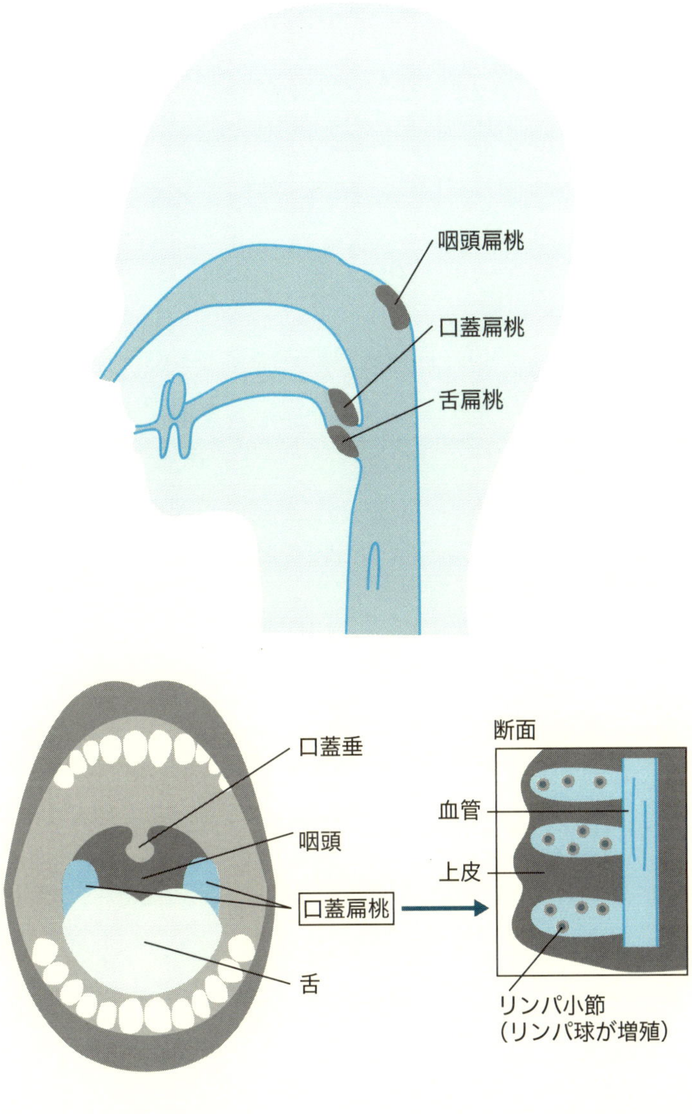

図1-39 口内部の扁桃

その後、パイエル板と呼ばれていた部位の下には数十個のリンパ小節が集まった構造があり、小腸における免疫機能において重要な役目を担っていることがわかりました。パイエル板は、消化管での生体防御の主役を果たしています。

消化管壁に雑菌などが侵入すると、パイエル板の被覆上皮細胞がそれを捕食し、周辺の免疫細胞に侵入者の情報を提示します。これを「抗原提示」といいます。それによってＴリンパ球、Ｂリンパ球の成熟分化（増殖）が誘導され、その侵入者に対応する能力を持ったリンパ球が、消化管にはりめぐらされたリンパ管系を伝わって、全身のリンパシステムに移動していきます。

パイエル板は、リンパ節のように明確に周辺と識別できる構造は持っていません。しかし、バイエル板の特定は、蛍光タンパク質を使ってパイエル板に特有のタンパク質（抗原）を光らせることで識別可能です。

最近、パイエル板などの腸管関連リンパ組織内にも、リンパ球の攻撃によって撃退されるはずの細菌が共生しているらしいことがわかってきました。

全身の中でも、粘膜の部分は、機能上も菌の量の多さの点でも共生細菌とはとても関係が深いのです。

というのも、消化管や呼吸器などの粘膜を平らに広げると400平方メートル（テニスコート約1.5面分）もあり、これは細菌がびっしりと生息している皮膚表面積の200倍以上もあります。

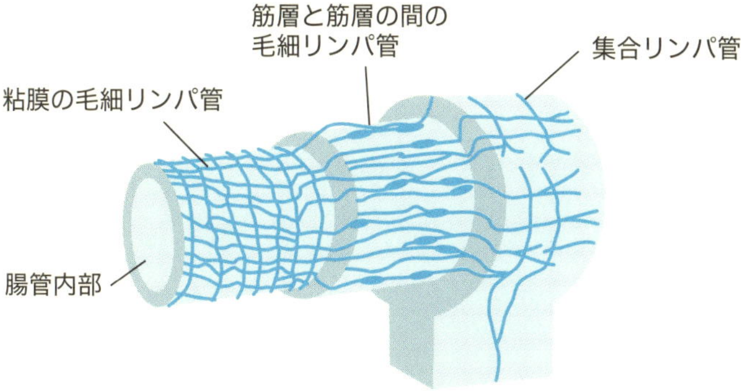

図1-40 腸管の毛細リンパ管

小腸は体の外と直接つながっていて、食べ物と共に病原体などが次々に入ってくる。そのため網の目のようにリンパ管が覆っている。

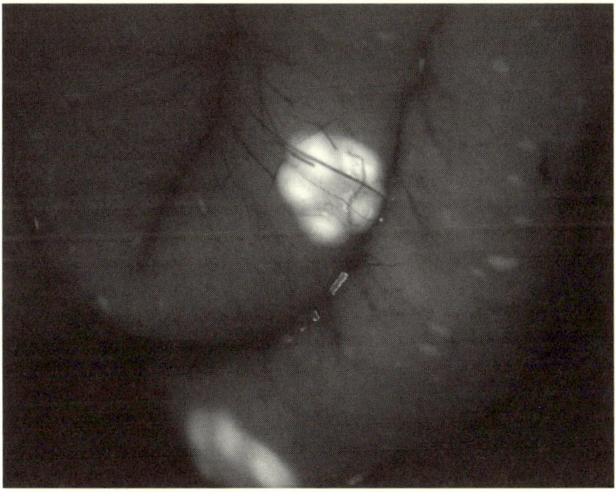

図1-41 マウス小腸のパイエル板

ノーベル賞の技術である蛍光タンパク質(GFP)をつかって、マウス小腸のパイエル板を光らせた。パイエル板は明確な構造を持たないので、このようにして特定の抗体を光らせる方法でなければ、目視では組織を認識できない。

中でも小腸と大腸は、最も多くの細菌が住み着いています。細菌が住めるのは、わたしたち宿主側で免疫系を巧みにコントロールして、自分の役に立つ共生細菌を、あたかも自己[＊17]であるかのように見せかける偽自己化を確立して制御しているためです。

免疫組織であるパイエル板表面には、腸内細菌が住み着いていますが、最近の研究でパイエル板の内部にも、アルカリゲネス属などの特定の共生細菌群がいることがわかってきました。

このような細菌が、体内にいるということは、免疫応答がどのように抑制されているのか気になるところですが、パイエル板組織内共生細菌群に対しては、全身免疫応答は全く起きていないことがわかりました。これらのパイエル板内部の細菌の役目は、粘膜免疫システムの誘導や制御であろうと考えられます。

パイエル板に細菌のいない無菌マウスに、パイエル板細菌を口から飲ませたところ、パイエル板以外では速やかに排除されましたが、パイエル板だけに生着したという実験結果があり、わたしたちの体がこれらの菌を必要として生かしているらしいことが想像されます。

ちなみに、逆に非自己（侵入者）側が巧みにコントロールして、宿主と共存している例として、自分の周囲にアンモニアを

＊17　自己と非自己：免疫機能が侵入した異物を見分けるしくみは、侵入者が異物や他者だから区別できるわけではない。
免疫機能は、「自己」か「非自己」かを「比較」することで、侵入者を見分けている。

分泌し強烈な胃液を中和することで胃に生息しているヘリコバクター・ピロリのような場合もあります。

虫垂

虫垂は、盲腸の底の部分に突起状に付着する細い管状の器官です。その先端は行き止まりの盲端となっています。長さは平均8～10センチあります。

構造的には粘膜層、粘膜下層、筋層、漿膜に分けられます。リンパ小節が、粘膜層から粘膜下層に多数存在しています。このリンパ小節は、胎児のころにすでに形成され、乳児期から青年期にかけて増加し、30歳をすぎると急に減少します。その後、

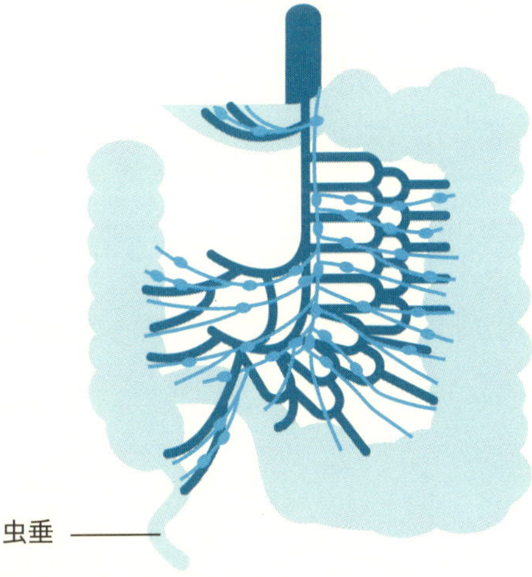

図1-42 腸管の血管とリンパ管

マメ状の部分がリンパ節。

60歳以後は萎縮して痕跡程度になります。虫垂炎は、このリンパ小節が何らかの原因で急激に大きくなって、虫垂内部がふさがった状態です。

これまで虫垂は、人間では重要な生理機能は担っていないものと思われていましたが、最近の研究で虫垂に存在するリンパ組織が粘膜免疫で重要な役割を果たすIgAと呼ばれる物質の産生に重要な役目を担っており、腸内細菌の制御に関与しているらしいことがわかってきました。

IgAは、消化器粘膜で大半を占める抗体の一種で、粘膜組織での免疫反応の中心を担い、細菌の運動性を弱める作用があります。もともとIgAに関連する役目はパイエル板が担っている点からも、虫垂の役目は単なる機能の重複だと思われていましたが、マウスを使った実験ではパイエル板は小腸の腸内細菌を制御し、虫垂は小腸の他、大腸の腸内細菌にも作用しうることがわかってきました。パイエル板と虫垂で同じ免疫機能をもち、担当臓器を分けて担当しているようです。

炎症を起こしやすい組織であるため、しばしば切除されていた虫垂ですが、その考え方も見直されつつあります。

9 リンパ管はどうやって形成されたか

リンパ系は、血管系と一部の機能を重複させながら、いくつかの特定のリンパ臓器と密接に関係して、複雑、かつ高度な機能を担っています。このことから、生物の進化におけるリンパ系の獲得は、非常に興味深い点です。

ある動物が受精してから誕生に至るまでの形態の変化を見ると、母親の胎内や卵の中で体の構造を変化させていく過程は、その動物がこれまで進化してきた過程を繰り返しているように見えます。このことを、生物進化を研究する領域では「個体発生は系統発生を繰り返す」と説明しています。この説を「ヘッケルの反復説」といいます。

この説の例として出されるのが、ほ乳類です。ほ乳類の受精卵が、生き物らしい形を形成する初期段階で、エラの様な構造が現れますが、それはすぐに消えてしまいます。これをもって、ほ乳類が魚類を経て進化した証拠だと考え、魚類だったころのほ乳類の姿を繰り返している、というのです。

この説に関しては、エラのある一時期の胎児は魚なのか、というあまりに極端な議論を呼び起こしたため、進化の過程を繰り返すという、胎児と太古の生物を同一視する点においては大きな違和感があり、完全に受け入れられているわけではありません。しかし、進化的に、ほ乳類よりもより古い生物の特徴が現れることは否定できない、と多くの科学者は考えています。

とすると、ほ乳類の誕生の過程でリンパ管はどのように挙動しているのでしょうか？　そこに、わたしたちが進化の過程でどのようにしてリンパ管系を獲得したのか、のヒントが隠されているかもしれません。

卵子は、受精をすると細胞分裂を開始します。数回の細胞分裂を繰り返すと、将来胎盤になる細胞と将来胎児になる細胞に性質が二分され、中が空洞のボールのような状態に成長した胚盤胞になります。この時のボールの中にあるひとかたまりの内部細胞塊＊18と呼ばれる細胞が、さらに細胞分裂を繰り返して胎児の体を形作ります。

内部細胞塊は、胎児になる前準備として、さらに三種類の異なる性質を持つ細胞の集団に分かれます。それらは内胚葉、外胚葉、中胚葉と呼ばれます。

血管系は、中胚葉の細胞がさらに枝分かれして血管芽細胞となり、この細胞が管状に細胞分裂して作り出されます。

受精卵から胎児になる過程で、リンパ管系がどの段階でどの種類の細胞から作り出されるのかは、実はよくわかっていませんが、２通りの予想が有力視されています。

一つは、静脈の管壁を構成する内皮細胞からリンパ管が形成

＊18　内部細胞塊：再生医療に使用することが可能だと期待されて研究が進められていたES細胞は、この内部細胞塊を取り出して培養したものです。

され全身に広がるという考え方です。

もう一つは、組織内で何らかの種類の細胞がリンパ管壁となる内皮細胞に変化し、形成されたリンパ管が次第にネットワークを形成するという考え方です。

人間はもちろんのこと、ほ乳類が誕生する過程で、どのようにリンパ管系が形成されるのかを観察することは非常に困難です。

そこで、脊椎動物の代表としてしばしば使用される「ゼブラフィッシュ」という小さな魚を使った観察実験が行われました。

ゼブラフィッシュの場合、リンパ管系は全身のあちこちからわき出るように形成されています。つまり、人間同様に静脈角と呼ばれるリンパ管と静脈が合流する位置の静脈から、リンパ管が枝分かれするように成長を始め、同時に全身では組織の内部で発生したリンパ管の断片のような構造が互いに接続して、リンパ管系のネットワークを形成しています。

つまり、リンパ管系細胞の由来は、特定の場所から伸びていく管と全身のあちこちで湧き出るように誕生する管の2つあるというのがゼブラフィッシュでの結論です。

見分けの付かない一つのリンパ管ネットワークが、異なる由来の細胞同士によって形成され、やがてそれらが一体になって機能するというのが本当のリンパ管の由来であれば、その調整メカニズムについては非常に興味が持たれる部分です。しかしその点については未だ解明されていません。

人間以外のリンパはどうなっているか

動物の解剖による構造の研究から、ほ乳類と硬骨魚類においては、体内のリンパネットワークが非常に充実しているらしいことはわかっています。

魚類は、リンパシステムの進化を考える点で重要な生物であることから、比較的リンパシステムの研究が進んでいます。魚類もリンパ管、リンパ節を備えたリンパシステムが存在することがわかっています。

ただ、血管系が種類によって明確な血管系のない開放形だったり、心臓が4つの部屋から成っていなかったりなどのように、リンパシステムの構造は異なっていました。

一例として、魚類とほ乳類のリンパシステムの最大の違いは、ほ乳類ではリンパ管の途中にリンパ節があるのが一般的ですが、魚類ではリンパ節とリンパ管は一体になっていません。またメダカのようにリンパ節がないと報告されている魚類もあります。

ただし、メダカのリンパ節はあっても相当に小さいことが想像されますので、リンパ管のみを染める化学染料などを使った解剖学的研究が待たれるところです。

一方でトラフグを使った研究で、エラに大量のリンパ球が集まった塊が点在していることが発見され、エラはリンパ組織の一つである可能性が示唆される観察結果もあります。外部から侵入してくる雑菌などに抵抗するために、粘膜層にリンパ節が集中していることを考えれば、エラが実はリンパ器官だった、というのもそれほど奇想天外な話ではないように思えます。生物学的に厳密にリンパ器官かどうかはまだ結論が出ていません。

ほ乳類以外の生物におけるリンパシステムがどのようになっているのかについては、静脈とリンパ管を識別することが技術的に難しいため、まだ未解明な点が多くあります。

ただ、リンパシステムには、血管から栄養などと共に間質液として放出された余分な水分を回収して全身の水分バランスを保つという役目がありますので、閉鎖した血管を持つ生物には必ずリンパシステムが存在すると、多くのリンパ学者は考えています。

リンパ管研究の歴史

動物のリンパ管研究

リンパ管について世界で最初の記述をした人は、紀元前５世紀の医師ヒポクラテスだとされています。

また紀元前４世紀には、アリストテレスが無色の液体が流れる管としてリンパ管を記載しています。

紀元前３世紀になると、アレクサンドリアの医師ヘロフィロスとエラシストラトスが、動物の解剖実験の結果として乳び管と呼ばれる小腸周辺のリンパ管と思われるものを記載しています。

16世紀になるとイタリアの解剖学者エウスタキオは、馬の胸部リンパ管を発見したものの、それを静脈として記述しています。

その後17世紀に、イタリアの外科医師アセリが、イヌを解剖して研究しているときに、乳び管を発見したと記述しています。乳び管は、空腹の動物を解剖しても見つけることはできませんが、エサを食べた後は見た目が大きく変化します。アセリは偶然、十分にえさを摂取していたイヌで実験を行ったので、容易に乳び管を発見できたものと思われます。その後、乳び管に大きな関心を持ったアセリはいろいろな動物の乳び管について研究を重ねました。

人間のリンパ管研究

実験動物では、実験上の都合で乳び管が最も目立つ存在だったため、初期には乳び管の研究が熱心に行われました。

一方、人間の体内で最大のリンパ管は「胸管」です。胸管は、下半身全体のリンパを静脈に輸送するリンパ管です。

海外では、古くから解剖学が進展していましたが、リンパ管系については、特に人間の死体ではリンパ液があっという間に静脈に抜け出てしまい、非常に観察がしにくいという問題がありました。

また、当時は死体を美しく保存するのは不可能でした。現在は、遺体の血管に樹脂を注入して人体の型どりをする技術であるプラスティネーションなどで保存観察する手法があります。

このような樹脂によるコピーの元祖とも言える手法が、17世紀のヨーロッパで発見されていました。それがムラージュという手法です。

これは現在、ミニチュア模型の好きな人が購入した精密パーツを自分で複製する手法に似ています。つまり、解剖した死体を石膏などで型を取り、ロウを入れて複製を作り、色を塗るというものです。この手法の開発によって、臓器の立体模型が普及し、研究や医学に活用されました。毛細血管の詳細までわかるようなできあがりのすばらしいムラージュに至っては、現在は美術品としても扱われることもあります。

現在の研究においても、トレーサーと呼ばれる放射性物質や色素を注入して、その挙動を追跡します。この技術もその原形は17世紀のヨーロッパで開発されたものです。

当時の科学者は、リンパ液の流れの全体像がどのようになっているのかに興味を持ち、いろいろと工夫しています。たとえば、空気や牛乳などをリンパ管に注入して、追跡を試みていました。

17世紀も終わりに近づくと、水銀をトレーサーとして使用する技術が開発されました。アントニオ・ヌックは、水銀でリンパ管系の詳細を描き出して出版しました。水銀注入法は非常に優れた方法だったため、その後、多くのリンパ管に関する書籍が発行されました。

水銀注入法には、水銀毒性などの問題がありましたので、それを克服する手法として、油性色素をトレーサーとして使用する手法が19世紀末に開発されました。組織間隙に色素を注入し、リンパ管がそれを吸収して着色することを利用したものです。この手法を開発したのはルーマニアのゲロータでした。

日本でのリンパ研究

日本への西洋医学の導入の最初は、18世紀の蘭学による医学知識の伝来と「解体新書」の翻訳でした。

「解体新書」は、ドイツ人ヨハン・アダム・クルムスの著したドイツ語の医学書「解体学表」のオランダ語訳「ターヘル・アナトミア」の日本語訳です。翻訳者は蘭学者の杉田玄白[*19]、前野良沢[*20]、中川淳庵[*21]です。

日本の医学の歴史の中でリンパが登場したのは「解体新書」が最初だろうと考えられています。

ドイツで「解体学表」が書かれた頃には、人間のリンパ管系についてもすでにいろいろとわかっていましたので、日本の「解体新書」ではすでに腸間膜から始まって、左静脈角に至る主要

＊19 杉田玄白：江戸中期の蘭学医師、江戸小浜藩外科医1733-1817。
＊20 前野良沢：江戸中期の蘭学医師、豊前中津藩医師。1723-1803。
＊21 中川淳庵：江戸中期の蘭学医師、若狭小浜藩医で平賀源内とも交友があった。1739-1786。

部分の全体像が描かれています。

「解体新書」が出版されたのは1774年でしたが、1812年に波多野貫道が著した「解観大意」は、日本人が初めて自らリンパ管系を観察して図解した医学書だとされています。

その後20世紀の日本では、京都大学を中心に血管系やリンパ管系がどこにどのように広がっていて、どのような役目を果たしているのかに関する研究が盛んに行われました。

胸管の項で、リンパ管が静脈に合流する部分は人によって異なるという例で紹介したとおり、リンパ管や関連する組織の構造は個人差が大きいのです。人間の臓器は大小の差こそあれ、誰であってもほとんど同じと思われていますが、リンパ管に関しては管の数や形、つながり方に至るまで、意外と大きな個人差があります。日本人のリンパ管に関する総説がまとめられたのは1960年代になってのことでした。

当初は、もっぱらリンパ管が体内でどのように張り巡らされているかについての記述が集中していたようです。20世紀になって分析装置の発展に伴い、リンパ液そのものの化学的組成に関するアプローチも行われ始めました。

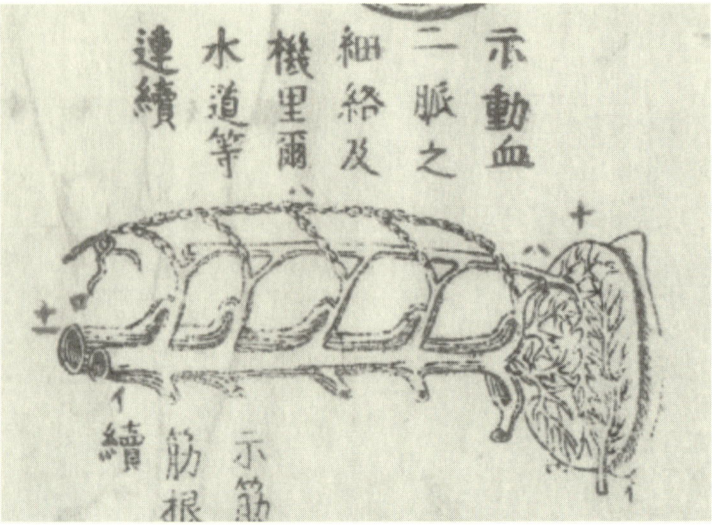

図1-43　解体新書のリンパ管系

解体新書は洋書「ターヘル・アナトミア」の訳書であるが、この本を訳した杉田玄白はリンパ液を「水」、リンパ管を「水道」と訳している。図は小腸を始点とし血管とは別の管として体の左側に向かっている水道が描かれている。

Column　リンパ管造影

普段は目に見えないリンパシステムを画像化して、リンパシステム疾患の病巣の状態を診断する方法です。リンパ節腫大などを観察し、悪性リンパ腫の進行度合いやがんの転移を調べることができます。

アイソトープを使ったリンパシンチグラフィー（RIリンパ造影）や、インドシアニングリーンを使う蛍光リンパ管造影が使われています。

最近はCTやMRIのようなより高精細な方法が採用されています。

第2章

リンパと生体防御

この章ではリンパ球とリンパ組織に着目し、免疫について学んでみたいと思います。免疫といえば多くの場合、マクロファージの活躍が注目されます。もちろん、自由奔放に活動して病原菌を食べまくるマクロファージは重要ですが、ここでは、全身に張り巡らせた免疫システムとして機能する「リンパシステム」の緻密さと大胆な戦略について着目して紹介します。

1 リンパと免疫

わたしたちは、常に環境中の微生物などの侵入を受け続けています。それらに体を乗っ取られることなく健康な状態を維持するために、わたしたちの体には、防御機構である免疫システムをもっています。

免疫システムは、わたしたちの体内に自己防衛隊とも呼べる免疫細胞を常備し、それらが体内をくまなく循環パトロールし、侵入者を発見した際にはただちに攻撃をし排除します。防御で最も重要なのは、攻撃する相手を正しく認識することです。

リンパ管には、免疫細胞の一員であるリンパ球が流れ、全身をパトロールしています。リンパ球にはそれぞれの役割分担があります。あるリンパ球は、リンパ管の中を移動しながら体内に侵入した病原菌を察知します。そしてあるリンパ球は病原菌を攻撃し、あるリンパ球は過去に侵入した敵の情報を記憶します。

このようなリンパ球の活躍で、わたしたちの身体は、病原菌のような外来異物の侵入から防御されているのです。

リンパ球は大きく3つの種類（Tリンパ球、Bリンパ球、NK細胞）があり、それぞれの役割が決まっています（表2-1）。

表2-1 リンパ球の種類

リンパ球は大きく3種類に分類され、Tリンパ球はさらに3種類に分けられる。それぞれが役割分担し、情報を交換しながら、体内に侵入した病原体やウイルスを攻撃し、私たちの体を健康な状態に保つ。

<table>
<tr><td rowspan="3">T細胞
（Tリンパ球）
（胸腺由来）</td><td>ヘルパーT細胞</td><td>病原体を攻撃する役目を持つキラーT細胞や、ナチュラルキラー細胞を休止状態から戦闘形態に活性化させる役目を持ちます。</td></tr>
<tr><td>キラーT細胞</td><td>ヘルパーT細胞からの情報をもとに体内に侵入した病原体を破壊します。</td></tr>
<tr><td>サプレッサーT細胞</td><td>キラーT細胞が暴れすぎないように抑えたり、病原体との戦いの終了を判断します。</td></tr>
<tr><td>B細胞
（Bリンパ球）
（骨髄由来）</td><td colspan="2">ヘルパーT細胞からの情報を元に、病原体を攻撃するための武器（抗体）を大量生産したり、体内に侵入した病原体の情報を記憶し、2回目以降の攻撃の時に迅速に対応できるようにします。</td></tr>
<tr><td>ナチュラルキラー（NK）細胞</td><td colspan="2">常に体内を巡回し、侵入した病原体を発見するとヘルパーT細胞の司令を待つことなく、独自の判断で攻撃を開始します。</td></tr>
</table>

Tリンパ球

Tリンパ球は、免疫反応の司令塔として侵入者（非自己）を自分（自己）と識別します。T細胞とも呼ばれます。骨髄の造血幹細胞が元になる細胞で、未成熟のまま骨髄を出て胸腺に移動し、胸腺で分化します。Tリンパ球の前駆細胞は、胸腺で抗原[*1]を識別する教育を受けた後、髄質で自己との反応試験を受

＊1　抗原：侵入してきた細菌などの異物を「抗原」と言います。

け、それを通ったものが成熟Ｔリンパ球となります。その後、末梢のリンパ組織へ移行し体内を循環します。Ｔリンパ球のＴは、胸腺の英語表記「Thymus」に由来します。

ちなみに、胸腺の中では未成熟の状態で蓄えられ、胸腺リンパ球という幼名を持ちます。Ｔリンパ球は、いろいろな組織を旅するト（Ｔ）ラベラーリンパ球だけでなく、多（Ｔ）数派リンパ球でもあります。血液中リンパ球のうち60～70％を占めます。

Ｂリンパ球

Ｂリンパ球も骨髄の造血幹細胞が元になる細胞で、骨髄で分化し成熟します。Ｂリンパ球のＢは骨髄（bone marrow）の頭文字です。

Ｂリンパ球は、Ｔリンパ球の指令を受け、抗原を攻撃するための抗体を産生します。Ｂ細胞とも呼ばれます。Ｂリンパ球は、侵入者発見の連絡を受けると増殖し、さらに高機能なリンパシステム細胞へ変化し、抗体＊2を産生します。細胞表面の抗体は、侵入異物を発見する検査装置のようなものです。

Ｂリンパ球は、脾臓やリンパ節のような末梢のリンパシステム組織に存在し、必要に応じて抗体を産みだす抗体産生細胞に

＊2　抗体：侵入してきた細菌などの異物である「抗原」に対抗するタンパク質でできた武器を「抗体」と言います。

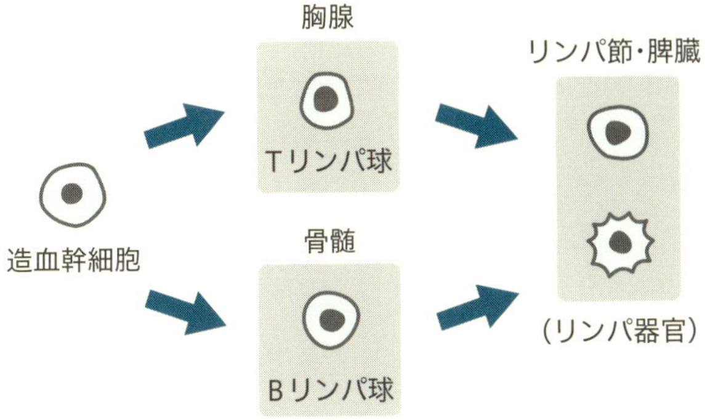

図2-1 リンパ球とリンパ器官

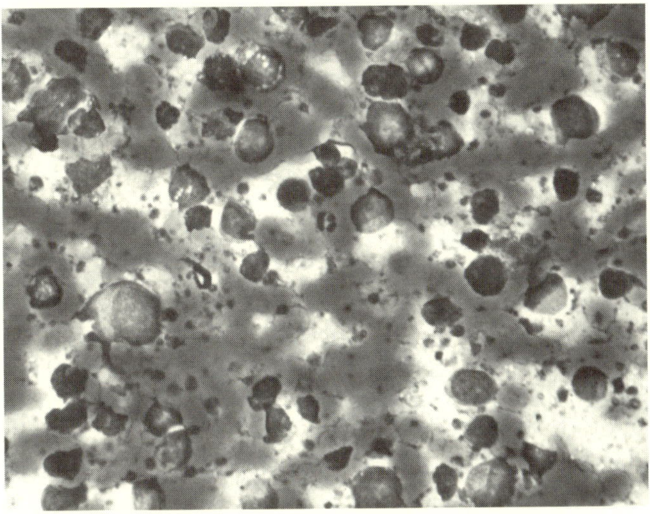

図2-2 B細胞（顕微鏡写真）

B細胞は、過去に攻撃を受けたことのある病原体の記憶を一生保持する。

変化します。

Tリンパ球との違いは、細胞表面に飛び出している免疫機能を司る特殊なタンパク質（抗体）の違いなので、見た目でBリンパ球とTリンパ球と区別することは不可能です。実は、Bリンパ球はナイロンウールにくっつくという変わった性質を持っていますが、Tリンパ球はナイロンウールにくっつきません。そこで研究者たちは、この性質を使ってTリンパ球とBリンパ球を選別しています。

NK細胞

NK細胞は、わかりやすく言うと殺し屋細胞の一つです。NKとは、ナチュラルキラー細胞の略です。大形顆粒リンパ球ともいいます。わたしたちの体内に侵入しようとする細菌などを攻撃します。侵入者にとっては、恐ろしい存在です。

それにしても、ナチュラルな殺し屋というのはどのあたりがナチュラルなのでしょうか。たとえば、マクロファージのような別の殺し屋細胞の場合は、外敵が侵入すると、マクロファージの細胞の状態が変化（変身＝再構成）することで、攻撃性を高め外敵を攻撃します。

一方、NK細胞では、何の状態変化も指令もない自然（ナチュラル）状態のままでも、腫瘍細胞やウイルス感染細胞を殺す能力を持っているのです。

NK細胞は、Tリンパ球やBリンパ球とは異なり、ある特定の侵入者を識別する繊細な感覚（抗体）を持ち合わせていない上に、Tリンパ球やBリンパ球よりも大きく、細胞質内に「アズール好性顆粒」という武器格納庫を持っています。この中には敵の細胞に穴を開けて細胞を破壊する「パーフォリン酵素」を大量に蓄え、そのままの状態でナチュラルに敵を攻撃できる態勢を整えています。

わたしたちの体の中では、頻繁に細胞のがん化が起きたり、日常的にあらゆるウイルスに感染したりしますが、NK細胞によって、これらの攻撃からわたしたちの体は守られていると考えられています。

NK細胞は、何らかの原因によってその能力（標的細胞を破壊する）が低下してしまうことがあります。このような場合、リンパ球依存性細胞毒性試験により、免疫系細胞の防御能力を測定することができます。

方法は単純で、NK細胞の標的となってやっつけられるはずの細胞を培養し、そこに能力を評価したい細胞を添加します。その後、顕微鏡による観察や、標的細胞が壊れて細胞内部の成分が流出してきたことなどを指標にして、患者の免疫機能を測定します。

このようなリンパ球の活躍で、わたしたちの身体は、病原菌といった外来異物の侵入から防御されているのです。

それぞれのリンパ球の詳細は、後の「リンパ球これくしょん」

で紹介します。

Column マクロファージ

マクロファージは、不要な細胞を分解する機能を持つ特殊な細胞群の総称です。機能による名称ですのでいろいろな細胞を含んだ名称です。

全身をパトロールするように分布して、体内に侵入した雑菌や、赤血球に限らず古くなった細胞などを自分の細胞の中に取り込みます。

マクロファージの細胞質には、武器となる加水分解酵素を封入したリソソームという泡のような構造体が多数あります。取り込んだ不要な細胞などを特殊な膜に包み込み、この膜の中に酵素を注入することによって、不要な細胞のみを処分します。これを食作用といいます。

とても大きな細胞で、アメーバ状に突起が伸びていて血管の中や場合によっては細胞間隙も移動して活動し、体の健康な状態を保つ免疫担当細胞の一つです。

マクロファージにも、その機能や行動様式によって多くのバリエーションがあります。大きく分けると、血管を使って体内を循環している遊走性マクロファージと、中枢神経系や皮下組織など特定の場所にその他の組織細胞同様にとどまって活動する定着性マクロファージがあります。

リンパ球ホーミング

リンパ球は自由奔放な細胞です。その生まれた場所である骨髄や胸腺から出て、リンパ節、脾臓、扁桃、パイエル板などに移行します。

リンパ球は、リンパ節、パイエル板、脾臓を回って胸管から血管系に入り、再びリンパ管系に入ることを繰り返して、体内をくまなくパトロールします。これは侵入者（抗原）に出合う確率を上げるためです。この移動現象をリンパ球ホーミングといいます。侵入者（抗原）と出会うと、速やかに必要とされる特定の組織へ集まります。

ホーミングというと骨髄や胸腺にリンパ球が戻るというイメージがありますが、実際にはリンパ球が生まれ故郷に戻ることは少ないようです。

リンパ節は、リンパ球と抗原が出会う場所でもあります。リンパ節の内部では、輸入リンパ管からリンパ球だけでなく抗原や異物が流れ込みます。

同時に、リンパ節には動脈からもリンパ球が供給されているのです。このようなリンパ球が血管系からリンパ管系へ乗り換えるという不思議な移動現象は、リンパ節やパイエル板にある「高内皮細静脈」（HEV）と呼ばれる独特の血管で起こります。

HEV部分の血管の内側には、血液中を流れているリンパ球を引っかけるようにしてつなぎ止めるホーミングタンパクと呼ばれるタンパク質が存在すると考えられています。

リンパ球はHEV部分で血管の内壁に付着し、血管壁の細胞と細胞の隙間をすり抜けるようにして血管の外に出ることができます。リンパ節に入ったリンパ球はここで抗原提示細胞と出会い、抗原を認識できれば活性化されます。認識できなければ、リンパ管を巡って再び血液に戻り出会いを待ちます。

このようなしくみがあるため、リンパ球は、リンパ管と血管を行き来しながら侵入者（抗原）と効率よく出会うことができるだけでなく、必要とされる特定の組織へ迅速に移動することができるのです。

リンパ球は、リンパ節以外の炎症部位などでも血管から抜け出すことができます。この場合はリンパ管（ホーム）には戻りませんので、遊走と言います。

Column　宇宙飛行士は免疫機能が低下する？

宇宙飛行士は、骨の量が急速に減り、免疫低下やホルモンなどの代謝異常を来すことが知られています。

地球上の実験で、宇宙飛行士を模した全身の骨細胞にダメージを与えたマウスを作り、3週間観察しました。

すると、骨にダメージを与えていないマウスに比べ、血液中に含まれる免疫細胞のBリンパ球が約75%、Tリンパ球が約60%少なくなっていることがわかったという報告があります。

このことは、リンパ球による免疫機能が低下していることを示しています。これから人類が宇宙に進出するときに、未知の細菌との出会いがあることは否定できないため、宇宙空間での免疫力の維持は大きな課題になりそうです。

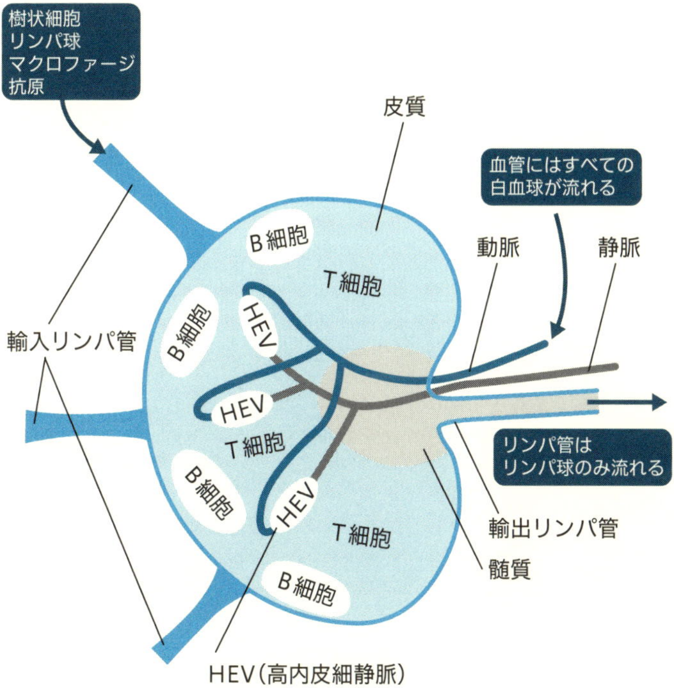

図2-3　リンパ節はリンパ球と抗原の出会いの「場」

リンパ球ホーミングで血管（HEV）からリンパ節にリンパ球が乗り換えて効率よく免疫機能を発揮する。

Column リンパ球輸血

リンパ球を他人の体に移植するリンパ球輸血は、非常に特殊ながんの治療法として行われています。免疫に関わる細胞を他人からもらってくる意味を込めて養子免疫療法と言います。

リンパ球は、生命の根幹たる免疫機能に大きく関わる組織ですので、リンパ球輸血は、組織移植の範疇に含まれます。

リンパ球は、それ自身が「非自己」を強烈に攻撃しますので、安易にリンパ球輸血を行うと、患者全身を敵と見なして一斉攻撃を開始してしまい、移植片対宿主病（GVHD）とよばれる致命的な病気を発症します。

健康な人であれば、他人の組織が移植されると、本人のリンパ球が移植組織を外来異物と認識して排除しようとします。ところが、放射線治療などを行って、患者の免疫力が低下している状態で移植した組織にリンパ球が含まれていると、患者本人の免疫力よりも移植した組織の免疫力が勝ってしまい、移植組織が患者を異物と認識して排除しようとしてしまいます。これがGVH反応です。

リンパ球輸血のときは、臓器移植と同様に、白血球の遺伝子パターンであるHLA型を慎重に検査して拒絶反応を起こさない提供者（ドナー）を選択して治療が行われます。患者とHLA型が一致するリンパ球を、多すぎず少なすぎずの最適な量移植するようにします。すると、患者自身の免疫系を補強、代行して、がん細胞を攻撃する免疫学的排除が機能するようになり、白血病などの再発抑制効果、再発後の治療効果があります。

また、自己リンパ球輸血とも言える方法もあります。何らかの原因で患者のリンパ球の増殖能力や活性化能力が低下している場合、患者からリンパ球を取り出し、体外で細胞を増殖、活性化してから、再び患者に戻す治療方法です。この場合はもともとが患者自身の細胞ですので、適合性の問題もなく治療を進めることができます。もちろん、リンパ球の免疫能力自体が低下している場合には、当然ながら十分な効果を得ることができない可能性があります。

リンパ組織

リンパ組織は、一次リンパ組織と二次リンパ組織と分けられます。リンパ球が生み出される胸腺と骨髄が一次リンパ組織で、二次リンパ組織には、リンパ節、扁桃や呼吸器・消化器の粘膜などリンパ球が免疫機能を発揮する多くの組織が含まれます。脾臓も二次リンパ組織の一つです。

一次性リンパ組織である胸腺は、Tリンパ球を作り出す臓器で、免疫系の中枢臓器です。

胸腺が、免疫機能においてどれほど重要かということを示している動物がヌードマウスです。ヌードマウスは、突然変異で現れた特殊なマウスで、その名前の通り、全身にほとんど毛がありません。しかも、胸腺を形成する能力が不全です。ヌードマウスは通常は雑菌の全くいないクリーンな環境で育てられますので自然界に出すと、普通のマウスが感染しても何ともない平凡な雑菌やウイルスに感染して、あっという間に死んでしまいます。これは胸腺がないのでTリンパ球を作ることができないからです。

ただし、最近の研究ではヌードマウスもある特殊なTリンパ球を作り出していることがわかり、Tリンパ球を作るのは厳密に胸腺だけではないようです。

ヌードマウスには外来細胞を排除するTリンパ球がないために、科学研究用として細胞や臓器などの移植が成功しやすく、免疫やがんに関する研究を行う際に、価値の高い実験動物として使用されています。

胸腺の体内の位置は、動物の種類によって異なります。ほとんどの哺乳類では、胸腔の前端にあります。魚類はエラの上側、両生類はアゴの上、爬虫類は頚動脈に密接、鳥類では首にあります。

胸腺に到着した未熟なTリンパ球は、胸腺の中を移動しながら増殖しつつ成熟します。成熟したTリンパ球は、自分自身を攻撃せず、侵入者だけを選別する能力を持ち、識別できる侵入者のパターンによって2種類に分かれます。これらの成熟細胞は、胸腺の内部を通っている静脈に運ばれ、循環血に入り体内循環の旅に出て末梢の器官を目指します。

旅に出たTリンパ球のすべてが末梢まで到達するわけではなく、リンパ節や脾臓などに存在しているTリンパ球が集まりやすい領域に住み着いたり、血液中やリンパ中を何年にもわたっ

表2-2 ヌードマウスと通常の実験用マウスの違い

	ヌードマウス	普通の実験用マウス
体毛	ない	ある
胸腺	ない	ある
発見	1962年	相当昔
リンパ球分化能力	正常	正常
T細胞	ない	ある
B細胞	ある	ある
NK細胞	ある（むしろ多い）	ある
ヒト細胞移植	可能（成功率3割）	不可能（拒絶反応発生）

て循環を続けることもあります。ひとたび循環の旅に出て行ったTリンパ球は、再び胸腺に戻ることはありません。

人間の胸腺は、10歳前後で最大30グラム以上の大きさになりますが、成長するにつれて小さくなっていき、成人では退化し脂肪組織になってしまいます。

Column 胸腺リンパ体質

胸腺リンパ体質は、過敏体質の一種で、抵抗力がきわめて弱く、筋肉の痙攣が起きやすかったり、刺激に対し免疫が過剰反応し突然死することもある体質です。胸腺が肥大したり、全身のリンパ組織が大きくなるという特徴があります。ただし現在では、リンパ肥大と突然死との関係は明らかになっていません。

体質とは、「遺伝的素因と環境要因との相互作用によって形成される特徴」と定義されます。よく知られているのはアレルギー体質でしょう。

人工リンパ節

先に紹介した免疫力のないヌードマウスが、自然界では感染症によってあっという間に死んでしまうことからわかるように、免疫力を担うリンパシステムは、生きていくために非常に重要な機能です。

しかし、何らかの疾患の結果、あるいは疾患治療の副作用として免疫力が低下することがあります。

そこで、心臓や肺が装置による代替を可能にしているのと同様の発想で、人工リンパ節[*3]をつくることで免疫能力を回復させることはできないか、という研究が行われています。

この人工リンパ節は、実験動物を使った研究のレベルでは、もともとのリンパ節の機能の10倍から100倍にも免疫力が強化されるとの結果もでています。

この人工リンパ節は、コラーゲン製のスポンジにリンパシステムに必要な細胞（ストローマ細胞[*4]や樹状細胞[*5]など）を埋め込んで作成されています。この人工リンパ節を実験用マウスに移植したところ、外部から侵入した雑菌などに対する抵抗力

＊3　人工リンパ節：理化学研究所と京都大学AKプロジェクトとの共同研究により、開発がすすめられています。

＊4　ストローマ細胞：胸腺や骨髄などのリンパ球を生み出す器官において、臓器の構造を形成する骨格となり、かつ幹細胞がリンパ球に変化することを誘導する役目も併せ持つ多機能細胞。単独の細胞の名称ではなく、同様の役目を持つ細胞の総称です。

＊5　樹状細胞：全身に広く存在する免疫系細胞で、細胞に外来異物の特徴（抗原）を提示することによって免疫反応を誘導する役目を持つ細胞です。樹木の枝のように樹状突起をリンパ球の間に伸ばし網目構造を作ります。

が回復し、さらに、免疫力の根幹である一度感染した病原菌の情報を記憶して2回目の感染に備える免疫記憶細胞の働きも強力であることがわかりました。つまり、リンパ節が担っている機能をほぼ再現できたということになります。

人工リンパ節が、どれほどの効果があるのかを確認する実験も行われています。ここでは、重症複合型免疫不全（SCID）＊6という重度の免疫不全疾患を発症させたマウスが用いられました。

SCID発症マウスは、免疫力に重要な役目を担うリンパ球であるTリンパ球、Bリンパ球がなく、免疫力がほとんどないマウスであるため、普通のマウスならば感染しても何でもないような菌でさえ、一度感染すると日和見感染症を発症して死んでしまいます。

直径2〜3ミリの人工リンパ節を作成し、SCID発症マウスに移植したところ、正常なマウスの10〜100倍もの強力な免疫機能が再生されたことがわかりました。

また、人工リンパ節の中で免疫細胞は増殖し、脾臓や骨髄へのリンパ球の移動、つまりホーミングも確認されました。

次の展開として、ヒト型の人工リンパ節を開発し、免疫不全症、重症感染症、エイズなどの難治性感染症、あるいはがんの免疫療法への応用が研究されています。

＊6　SCID：Severe Combined Immune Deficiencyの略。免疫力がほとんどないマウス。

第3章

わたしたちの病気とリンパの関係

リンパシステムは言ってみれば戦場です。この戦場では、人間の身体を自分のエサと住みかにしようとして侵入を試みる微生物たちとの熾烈な戦いが繰り広げられています。そのため、いかにリンパシステムが優れているとはいっても、自分自身も無傷ではいられません。そんなリンパシステムを舞台とした様々な疾患を紹介します。また、最新の知見に基づいてわかってきた、ごく日常的なあの病気にもリンパが大きく関わっていた、そんな話題も紹介します。

1 リンパ系と病気

むくみとリンパシステムとの密接な関係

最も身近なリンパ系の病変は「むくみ」（浮腫）でしょう。浮腫は、リンパ液の流れが滞り、細胞間に間質液や老廃物がたまることで腫れた状態のことです。

なぜリンパ液が流れにくい状態になるのでしょうか。

一日中、立ち仕事をしていると、夕方になると下半身がむくむことがあり、足が太くなったように感じたりします。人間にはリンパ心臓がないためリンパ液は弱い力でしか上半身に持ち上げることができませんので、1日中立っている状態だと、重力に逆らって吸い上げ続けていることになります。同じ立ち姿勢を続けていると輸送効率が低下し、夕方くらいには下半身に間質液がたまることになります。リンパ液が流れにくくなると、細胞と細胞の隙間にたまっている老廃物を回収することができなくなり、その結果、むくむことになります。

このようなむくみは、一過性のものですので、足を高くして横になって休むなどすると解消されます。

朝起きたときに顔がむくむといった悩みの原因も同様です。長時間ベッドに横になった状態を続けることによって、リンパ液の移動が正常に行われなくなり、皮下に余分な水分がとどまり、顔がむくむのです。単なるリンパ液の滞留であれば、身体を動かすなどして、リンパシステムが正常に動き始めればやがて解消されます。

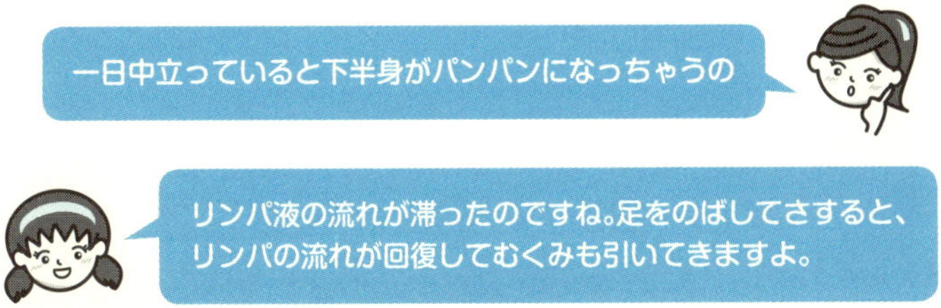
一日中立っていると下半身がパンパンになっちゃうの
リンパ液の流れが滞ったのですね。足をのばしてさすると、リンパの流れが回復してむくみも引いてきますよ。

図3-1 むくみにもリンパシステムが関係している

座ったままの状態を続けていると発生するむくみは、エコノミークラス症候群としてよく知られています。海外への長時間フライトは多くの人にとってつらいものです。特に、数人がけの真ん中あたりの席になってしまった場合には、席を立ちづらくなるため座り続けることになります。

エコノミークラス症候群の最大の問題点は、リンパ系よりは血管系にあります。足の血流の悪い状態が長く続くと、血管に血栓を生じることがあり、目的地に着いて立ち上がり歩き始めた後に、血液循環が急激に回復し、血栓が血流に流され肺に到達し、肺の非常に細い血管を詰まらせ肺塞栓を起こす場合があります。

長時間座ることで、体や足が曲げられていることや、機内が乾燥していること、機内の気圧が低いことなどのために、静脈やリンパ管のようなポンプのない輸送系の効率が低下することが原因とされているので注意が必要です。

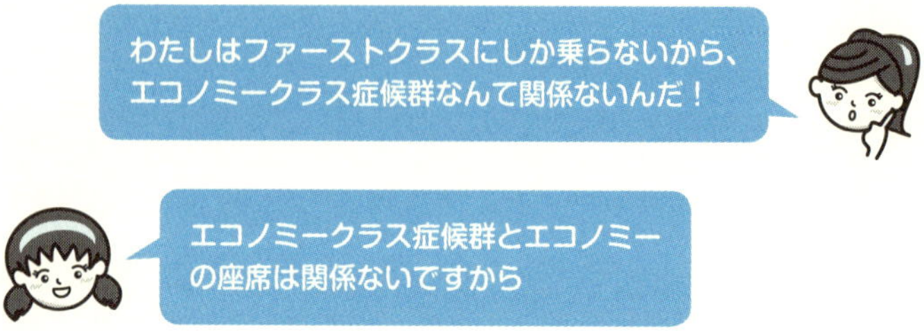
わたしはファーストクラスにしか乗らないから、
エコノミークラス症候群なんて関係ないんだ！
エコノミークラス症候群とエコノミーの座席は関係ないですから

図3-2 エコノミークラス症候群は、エコノミークラス座席だけに起こるものでない。ビジネスクラスや長距離バスなどでも起こり得る

リンパ液の流れを滞留させないようにするには、リンパ管の筋肉によるポンプ作用を強化させると良いとされています。特に女性がむくみやすいのは、筋肉が弱いために、リンパ管の収縮作用も男性に比べて弱いためです。

流れをよくするためには、適度な運動を続けるだけでなく、身体を冷やさないような生活習慣の改善や食生活にも注意が必要です。

加工食品やファーストフードをよく摂取すると、どうしても塩分の取り過ぎになります。塩分はむくみの原因となるのです。味噌や醤油を好む日本人は、平均的な食生活をしているだけで塩分の取り過ぎになりやすいとされます。かといって、無理やり食生活を改めて、食事の楽しみをあきらめることはありません。それよりも、ほうれん草、ニンニク、バナナ、パセリのように塩分の作用を低減する食品も併せて食べるようにし、バランスの良い食生活に気を配ることが効果的です。

職業上、身体を動かすことがあまり出来ない場合もあります。そのときは、仕事に差し支えない範囲で意識して足を動かす、たとえば、かかとの上げ下げなどをすることで、少しでもリンパ液がスムーズに流れるよう心がけることも重要です。

逆に、してはいけないのは、イスに座って足を組むことです。これは、背骨が曲がる原因でもありますし、足を圧迫してリンパの流れが滞ってしまいます。

足がむくむ場合には、眠るときにクッションなどで足を少し高くすることも効果的です。これはリンパ液がたまりやすい足下から重力によってリンパ液が静脈に戻りやすくなるためです。座ってする仕事の場合、足下にスペースがあるならば、足のせを用意して足を投げ出すようにするだけで、血液もリンパ液も流れが改善されて気持ちよく仕事ができます。

浮腫と似た症状に腫れがあります。体液は、細胞の隙間を移

表3-1 むくみ対策

むくみを防ぐためにしたいこと
塩分の取り過ぎに気をつけよう
バランスの取れた食生活をしよう
できれば、じっとせずに体を動かそう
それがムリなら、かかとの上げ下げ運動だけでも効果的
座ったとき、足を組まないようにしよう
足を高くして寝よう
ひどいときには病院に相談しよう

動することができますので、浮腫の場合は10秒くらい押すと凹みますが、腫れの場合は押しても凹まなかったり、凹んでもすぐ元の形に戻ったりします。

また、内臓や循環器の疾患が原因でむくみを生じている場合もありますので、むくみが連日続くようであれば、医師に相談するようにしましょう。

一方、病気が原因の浮腫もあり、局所性、全身性のそれぞれが発症する可能性があります。

全身性浮腫の原因となり得るものは、心不全、腎不全、肝機能障害などの全身の血液循環に関係する病気や、血液循環を調節する内分泌系の病気が挙げられます。

局所性浮腫の原因となり得るものは、静脈性、リンパ性、炎症性、血管神経、アレルギー性などの病気が挙げられます。

リンパ浮腫が起きる原因は、先天性の場合と、手術などがきっかけになる後天的な場合があります。先天性とされるリンパ浮腫には、リンパ管の形成に生まれつき不十分な点がある場合や、逆にリンパ管の形成されすぎも原因となります。

後天的な原因には、がんの手術などがあり、続発性リンパ浮腫と呼ばれます。

リンパ浮腫が発生すると、血液やリンパ液の流れが滞留し、リンパ球が供給されないので、免疫力が低下し細菌に感染しやすくなります。組織の活力が低下します。

浮腫が解消しない状態が続くと、間質液に含まれているタンパク質が絡み合った塊になって間質液中に溶けきれなくなり周辺組織を硬化させます。

さらに悪化すると、絡み合ったタンパク質が脂肪を巻き込んだ線維の塊になって大きくなるため、腕や足が太くなったり、皮膚が堅くなって、象の皮膚のようになったりする象皮症になります。

そのため、日常から長時間同じ姿勢を続けないように注意することが大切です。さらに、軽いむくみの時期に治療を始めるようにし、悪化しないようにすることです。

Column **リンパ管形成術**

リンパ液が末梢で滞留すると、手足にリンパ浮腫ができて腫れ上がります。この治療方法として、乾いた水田に水路を作って水をひくように、たまったリンパを正常組織に導く処置を施して治療を行います。

その方法は色々ありますが、たとえば、鬱滞《うったい》部分に絹糸、ポリエステル糸などの線維を埋め込み、毛細管現象でリンパを流出させる方法や、病変部皮下組織を切除してリンパを筋肉内に拡散させる方法などが考え出されています。

リンパ管炎

手足のケガなどをきっかけに、菌がリンパ管に入り起こる炎症です。毛細リンパ管、リンパ本幹のいずれでも発症しますが、多くの場合はリンパ節まで炎症が拡大し、痛み、悪寒、発熱を伴います。湿布や薬で治療しますが、初期段階では感染部位周辺の毛細リンパ管が炎症を起こし、痛みもその部位に限定されます。しかし病状が進行すると、リンパ管中のリンパ液の流れと共にリンパ中枢の方に炎症が拡大し、痛みは、原因となったケガの部位とは異なって広い範囲に拡大します。痛み方も、初期は疼痛、進行後は圧痛と表現されます。

初期は比較的簡単に治療効果が得られますが、リンパ管炎に何度も繰り返しかかっていると慢性リンパ管炎になり、リンパ管がつまり、リンパ浮腫を起し、皮膚炎や皮膚潰瘍、象皮様病変[*1]などを合併しますので侮れません。

＊1　象皮様病：リンパ液の流れが慢性的に滞る状態からさらに悪化し、リンパ管が詰まったり、柔軟性のない組織が増殖したりすることによって、まるで象の皮膚のように角質が増えて硬く、うろこ状のバサバサになる病気です。多くの場合、リンパ液の滞りやすい足などに発症しますが、全身に広がることもあります。リンパ節の手術が原因で症状が出ることもあります。

リンパ節炎

化膿した部位から進入した雑菌、ウイルス、カビのような真菌、寄生虫などのあらゆる小さな生物がリンパ管を経てリンパ節にとどまりリンパ節炎症を起こす原因となります。急性と慢性があり、感染が原因ではなく、関節リウマチ、アレルギー、薬の副作用などが原因で発症するリンパ節炎もあります。

小さな生物の感染による急性のリンパ節炎では、感染した部位に近いリンパ節が局所的に腫れ、しこりは軟らかくて触らなくても、あるいは触った場合に痛みを感じ、表面の皮膚が赤くなり、浮腫のような状態になります。風疹ウイルスや、トキソプラズマ寄生虫およびカビの感染では、多くの場合全身性で痛みなく細胞がふくれあがったような状態になります。

また、本書の冒頭で「リンパって何のこと？」の質問に対して、首の横を指して「ぐりぐり？」というというお話をしましたが、そこから分かるように首から頭にかけての横側もリンパ節の炎症が起きやすい場所です。このあたりのリンパ節が腫れる原因は、生物の感染、薬の副作用、腫瘍性など様々です。痛みのない場合の方がむしろ要注意で、腫瘍の可能性が高いとされています。

主に幼児期に発症する腸間膜リンパ節炎は、腸間膜の中でも、特に小腸から大腸につながっていく部位、あるいは虫垂周辺の腸間膜にあるリンパ節が大豆の大きさにまで赤く腫れ上がります。炎症は24時間ぐらいで自然治癒することがほとんどです。症状は、急性虫垂炎とそっくりで、発熱、腹痛、嘔気・嘔吐、白血球数増加、右下腹部圧痛などです。

リンパ増殖性疾患

リンパ球の数が異常に増加することがあります。

リンパ球数の増加は、細菌やウイルスの感染症で起こります。また、がんの中でも、リンパ腫、リンパ球性白血病などの特定のものでは、リンパ腫細胞が血中に放出されるため増加します。

最近は診断技術の進展によって増加の原因を突き止めることが可能となり、リンパ球の増加そのものを問題とするよりも、その原因はどこにあるか、あるいは増加しているリンパ球はどのような種類のものかを特定することによって、その原因に対処する必要があります。

一方、リンパ球が減少する場合は、エイズや栄養不足などが原因として考えられています。

リンパ系フィラリア症

フィラリア糸状虫と総称される線虫の中には、リンパシステムに成虫が寄生する種がいます。ヒトのリンパシステムに寄生する糸状虫は、バンクロフト糸状虫、マレー糸状虫、チモール糸状虫の３種類ですが、リンパ系の疾患の原因のほとんどはバンクロフト糸状虫だとされています。成虫は雄は４センチ程度、雌は10センチにも達し、５年も体内で生き続けます。感染源は蚊で、蚊を媒介して人から人へと感染します。つまり、成虫が人の体内で子供を産んでその子供で体長0.3ミリ弱のミクロフィラリアが血液中に移動、患者を刺した蚊が糸状虫を取り込み中間宿主となって、別の人を刺した時に感染します。

急性期にはリンパ管炎を発症して発熱し、リンパが貯留することによってリンパ液の送液が正常に行えなくなり、リンパ液の循環が徐々に損なわれリンパ管が破れることもあります。悪化すると手足の浮腫や象皮病へと進んでいきます。ミクロフィラリアは、それ自身が花粉同様にアレルギー源となり、ぜんそくのような症状も起こします。血液中にミクロフィラリアを検出することで診断し、駆虫薬で治療します。

原因となる糸状虫は、熱帯～亜熱帯地方を中心に広い範囲に生息しています。日本においても、沖縄県と鹿児島県にかつて生息していましたが、1970年代に根絶されました。しかし、世界中ではいまだ１億人もの糸状虫感染者がいると言われており、WHOは2020年を目標に根絶に取り組んでいます。

なお、糸状虫の感染で見られるリンパ管の拡張と同様の症状は、ケガややけどが原因で起きることもあります。

猫ひっかき病

猫ひっかき病は、別名を非細菌性局所性リンパ節炎といい、立派なリンパ関連疾患です。

猫に猫キックをされた際などに爪でひっかかれ、1週間程度経過した後に、傷の部分やリンパ節が腫れ上がる病気です。容易に感染症とわかる病気ですが、その詳細が明らかになったのは1990年代に入ってからのことです。

引っかかれた傷口から、猫が持つバルトネラ・ヘンセラ菌という病原菌が体内に侵入することで発疹が起きます。

この菌は非常に強力なのでリンパ球やマクロファージとの激しい戦いが繰り広げられ、リンパ管を通じてリンパ節にまで入り込んだ菌との攻防戦によってリンパ節が腫れ上がります。

保菌者は間違いなく猫で、猫同士はノミが媒介して感染が広がると考えられています。猫に対しては何も病原性を持ちません。自然に治癒することも多い病気ですが、激しい症状が長く続くこともありますので、通院して感染症治療を行います。

リンパ球性脈絡髄膜炎

猫ひっかき病と並んで、ペットが原因となると思われるリンパ系の病気です。この病気は、ハムスターやハツカネズミが持っているアレナウイルス（LCMV）と呼ばれるウイルスの人間への感染が原因になります。

猫ひっかき病が日本中で発生しているのに対して、ハムスター・ハツカネズミ由来リンパ球性髄膜炎は、日本においては明確にその患者だと確認された例はありません。

というのも猫ひっかき病が、かわいらしい名前の割に症状が激しく、ひっかき傷とセットになった炎症が非常に目立ち診断しやすいのに対して、リンパ球性脈絡髄膜炎は、そのおどろおどろしい名前とは対照的に症状はたいしたことはなく、一般的なウイルス感染による髄膜炎と区別がつきにくく、適切な治療を行えば大きな問題には進展しない炎症性疾患だからです。

ただし、この病原ウイルスLCMVを実験動物の脳内に注入すると、リンパ球の一種である細胞障害性T細胞がウイルスを除去しようとして脳の中で異常な活動を示し、その動物は死んでしまいます。このことからこのウイルス自体の有害性は、低いものではないようです。

猫ひっかき病にしても、ハムスター・ハツカネズミ由来リンパ球性髄膜炎にしても、その病原体を持っている張本人のペットたちは、基本的にはそのような症状を見せません。飼い主に感染して初めて大変なことになります。そのため、ペットが健康だから、自分の病気の原因となるはずはないと考えるのは早計です。感染性疾患の場合はペットに関する情報も、適切な診断とそれに基づく適切な治療に有用な情報だと思われます。

リンパ脈管筋腫症

非常にシンプルな名称ですが、適齢期の女性を襲う疾患で、明確な治療方法も見つかっていないリンパシステム絡みの難病です。

気管は、左右の肺に向かって細かく枝分かれし、末端にはボール状の肺胞がぶら下がっています。房付きのブドウが大量にある様子を想像していただければよいかと思います。肺胞は、酸素と二酸化炭素を交換するために、表面積を著しく広くした内部が空洞の組織です。

リンパ脈管筋腫症は、肺の細い気管支や先端の肺胞、そしてその周辺の静脈やリンパ管において、腫瘍細胞が暴走して増殖するのと同様に、筋肉細胞が増殖してしまう病気です。その結果、空気の通り道がふさがったり、毛細静脈や毛細リンパ管が破裂したりします。

病状は発症以降次第に進行し、肺に水がたまったり呼吸困難を起こしたり、痰に血液（おそらくはリンパ液も）が混じったりするようになります。

発症のメカニズムはなんらかの遺伝子が関わっていそうだ、というレベルでしか分かっておらず、適齢期の女性特有の病気であるため、ホルモン療法や卵巣摘出手術などが行われます。しかし、その治療効果は安定しておらず、最後の手段として肺移植をしても、移植した肺に同じ病気が発症することもあり、実際には治療方法のない病気とされています。

最近は遺伝子治療技術が進みつつあり、対症療法的ではありますが、肺での筋肉細胞の増殖を、遺伝子の働きを妨害することによって抑制する治療方法が可能なのではないかとして研究が進んでいます。

認知症とリンパシステム

脳は重さでは体重の2%しかないのに、消費する酸素の量は全身の20%にもなります。脳の非常に高度な活動を支えるためには栄養や酸素が大量に必要なので、脳は血管を非常に密に張り巡らせています。また、脳は全身で最も重要な器官なので感染症や血液中の有害物質が流入するのを防ぐために、血液－脳関門と呼ばれるバリア機能を発達させ、全身の中で完全に隔離されたクリーンルームのような環境を作り上げました。

ところがその結果、細胞と細胞の隙間を満たす間質液は、行き場を失ってしまっています。脳以外の臓器であればそこに毛細リンパ管が存在し、余剰な水分や老廃物をくみ出すのですが、リンパ管は雑菌の通り道でもあるため脳には存在していません。
　そこで脳は、血管周囲リンパ排液路という独特の仕組みを作り上げました。血管周囲リンパ排液路はその名前から推測されるとおり、脳内毛細動脈血管の最も外側の細胞がこの排液路を兼ねています。つまり、この排液路は管ではなく、動脈血管の壁そのものが排液路を兼ねており、そこを滑るように動脈の拍動をポンプ代わりにして高速で老廃物が排出される経路です。この経路が発見されたのは1990年代初頭のことでした。
　脳にはβアミロイドというタンパク質があります。アルツハイマー病患者の脳に蓄積していることが発見されたことから、アルツハイマー病の発症に大きく関わっていることが指摘されています。
　アルツハイマー病治療薬のターゲットの一つが、このβアミロイドです。βアミロイドが作り出されることを抑制することによって、アルツハイマー病の進行遅延や予防ができるのではないかという説に基づいて、いろいろな新規医薬品の研究が進んでいます。
　現時点で決定的な医薬品は見つかっていませんが、もし、βアミロイドが脳内にないことが治療につながるのであれば、生成は許すとしても、βアミロイドがスムーズに排出され、その蓄積を防ぐことが出来れば、アルツハイマー病は防げるのではないかという仮説も立てることが可能です。
　βアミロイドは脳内の間質液中にありますが、これらは血液

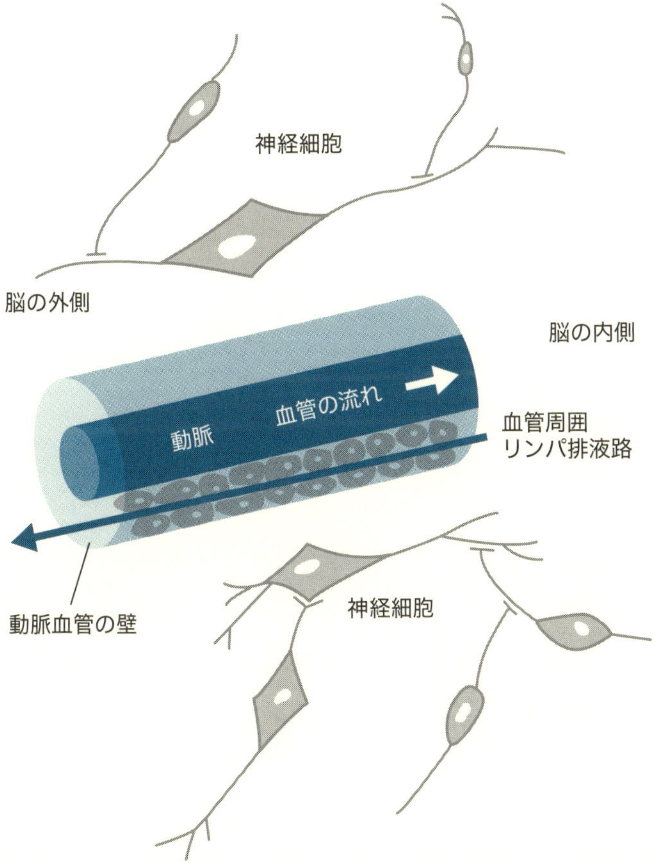

図3-3 脳の健全性を保つ重要なメカニズム。血管周囲リンパ排液路の模式図

この排液路は管状の構造は持たず、脳内の動脈を形成する細胞と細胞の隙間が排液路として機能する。アルツハイマー病の原因となると考えられているβアミロイドを含む間質液はこのルートで排出される。駆動力は動脈の拍動ですが、排液の方向は動脈の血液が流れるのとは逆方向に排出する。排出は非常に高速で、実験動物の脳内に異物を注入したところ、10分以内に排出されているという結果がある。

と脳を隔てる血液－脳関門を通過することが出来ません。そのため通常は、血管を使った排出、血管周囲リンパ排液路、脳内での分解処分の３通りのいずれかで処理されていると考えられています。

処理の詳しいメカニズムはまだ解明されていないのですが、βアミロイドの何割かは、血管周囲リンパ排液路で脳の外部に運び出され、頸動脈近くのリンパ節に流れ込みます。アルツハイマー病患者の脳におけるβアミロイドの蓄積部位と、リンパ経由の排出路との位置関係を調べると、それらは見事に一致していることから、リンパ系での排出能力の低下によってβアミロイドの蓄積が始まることが示唆されています。実際に、老齢マウスでは血管周囲リンパ排液路が詰まって機能が低下していることが確認されています。

脳にリンパ管はないものの、リンパシステムにつながる老廃物排出システムが脳を健全に保つために重要であり、その機能が失われることによって、脳の機能が低下する可能性があることが明らかになりつつあります。血管周囲リンパ排液経路の機能不全を防ぐことは、今後のアルツハイマー病予防薬の重要なターゲットとなるかもしれません。

扁桃炎

扁桃は口の中にあるリンパ器官です。口は外部に向けて何のバリアもなく大きく開いており、呼吸や食べ物に混じって大量の雑菌が入ってきます。

扁桃周辺は栄養が豊富な環境になりやすく、常在菌の格好の住みかとなっています。常在菌は、普段からわたしたちの身体に感染しているので、健康に過ごしているときにはその活動がリンパ球によって抑え込まれているのです。しかし、風邪を引いたり過労、季節の変化などによって抵抗力が弱まるとレンサ球菌[*2]やブドウ球菌[*3]による感染症を起こし、それによって扁桃に炎症が起きることがあります。これが扁桃炎です。発熱、頭痛、倦怠感などに始まり、悪化すると40度もの熱を出すこともあります。

＊2　レンサ球菌：ストレプトコッカスと呼ばれる菌の仲間に属します。顕微鏡で観察すると、ほぼまん丸でこれが貨物列車のようにつながっている様子が観察されますので、連鎖球菌と呼びます。自然界の至る所に存在し、私たちの身体でも本文で紹介した口の中の他に気管に存在していますし、腸内細菌群の中にも含まれます。レンサ球菌にもいろいろな種類があり、扁桃炎を起こす菌は病原性を持つ集団で、化膿レンサ球菌と呼ばれます。普段は免疫系によって封じ込められていますが、体調が悪いときにはチャンスとばかりに暴れ始めます。

＊3　ブドウ球菌：スタフィロコッカスと呼ばれる菌の仲間に属します。レンサ球菌同様にまん丸な菌ですが、こちらはブドウの房状に集まるのでこの名前で呼ばれます。自然界に普通に存在する菌で人間の皮膚常在菌でもあるので、基本的には人間の健康を守る有益な菌だと思われますが、病原性を示すものもおり、扁桃炎などの炎症の他、食中毒の原因になることもあります。

花粉症

花粉の季節になると、毎年多くの人が花粉症に悩まされます。年々患者数＊4は増加しています。

どうしてこのようなことが起きるのかというと、やはりここにも免疫反応が関わっています。花粉症の症状自体はもともと人間の自然に対する抵抗で、免疫系が花粉を体の中に入ってきた「異物」（非自己）であると認識し、攻撃するためです。厚生労働省によると、正確な統計はないものの国民の3割くらいは花粉症だそうです。花粉の少ない樹木などへの植え替えが進んでいるそうですが、その効果が現れて花粉が減るのは2020年頃からとも言われており、まだまだつらい日々が続く方は多そうです。

花粉を吸い込むと、粘膜リンパシステムが迅速に反応し、血液中のリンパ球がそれを受けて花粉に対抗できる武器としてのタンパク質（抗体）を作ります。この時の攻撃の方法が問題です。がん細胞やウイルスなどの異物は、マクロファージが食べて処分しますが、花粉の場合は炎症を起こす化学物質を放出し、くしゃみや鼻水によって花粉を鼻の外へ押し出そうとするのです。自己の組織を守るための対抗策ではあるわけですが、反応が過剰になると花粉症を引き起こすことになります。

＊4　花粉症患者数：http://www.mhlw.go.jp/new-info/kobetu/kenkou/ryumachi/kafun/ippan-qa.html

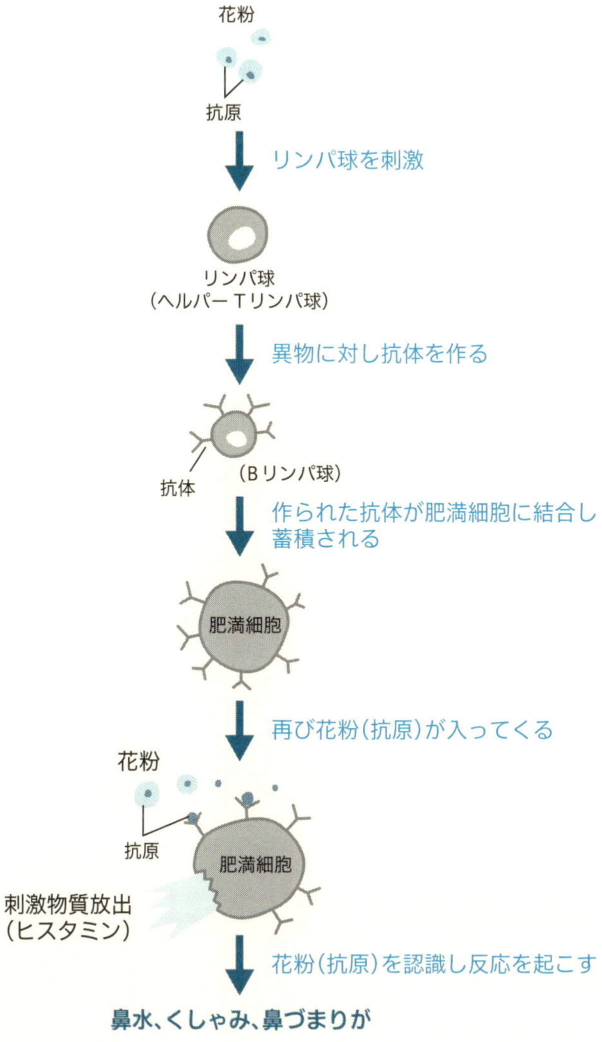

図3-4 花粉症が起きる仕組み

花粉症にもリンパ球は大きく関わっている。花粉を病原体同様の異物であると認識しリンパ球が攻撃する。さらに後から侵入した花粉に対してその攻撃態勢が過剰すぎると花粉症の症状が出る。

ドライアイ症候群

ドライアイは、目の不快感を伴う涙液異常で、目の表面にも異常をきたし、視機能に不具合が生じ、年齢が高い人が発症しやすい疾患とされます。ドライアイの原因、つまり涙が少ないという状況に至るには、涙が出ない場合と、出てもすぐになくなる場合の2通りがあり、いずれもドライアイ症候群に含まれます。

そのうち、涙が減る場合がシェーグレン症候群という、国内に患者が数十万人いるとされる自己免疫疾患です。

シェーグレン症候群は涙だけではなく、唾液が減少する疾患に至る場合もありますが、ドライアイ症候群において涙の量が減る原因は、涙腺の細胞を「非自己」と免疫系が誤認識して攻撃する慢性の炎症のためです。つまり、リウマチなどと同様の自己免疫疾患で、患者の涙腺にはリンパ球が大量に侵入していることが観察されます。

そのことを確認するために、マウスの涙腺で細胞死を抑える遺伝子を破壊し、細胞死を暴走させたところ、リンパ球が活性化して目の周辺に慢性的な炎症が起き、ドライアイなどシェーグレン症候群と似た症状が現れることが確認されています。

一方、細胞死を抑制する薬は、涙の分泌量を増加させ、ドライアイを治す効果があることが報告されています。

ちなみにシェーグレンとは、この症候群を発見したスウェー

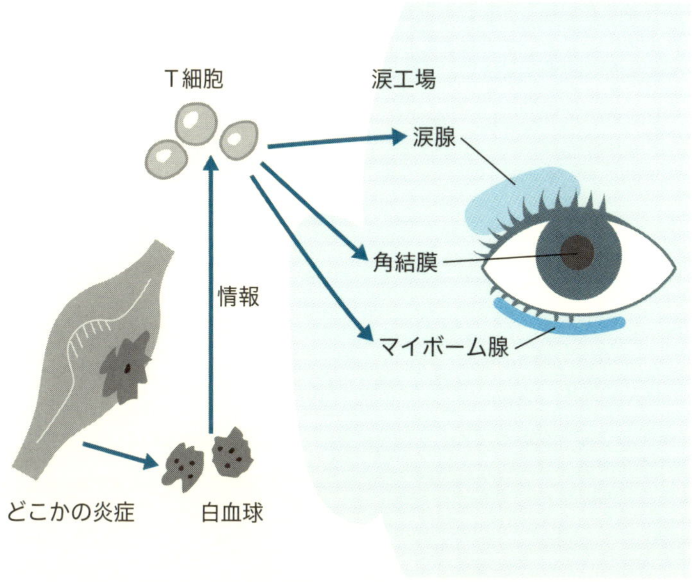

図3-5 ドライアイとリンパ球の関係

他の部位での炎症により放出された白血球（マクロファージ）からの情報をT細胞が受け取り、T細胞が涙の工場として機能している３つの組織に侵入し、炎症物質を放出することによって涙工場の機能が低下するという仮説が立てられている。実際にドライアイ患者から涙工場におけるT細胞の干渉の証拠が確認されている。ただし、そのきっかけ部分は不明。

デンの眼科医の名前です。

メニエール病

メニエール病は、耳鳴り、難聴、耳が詰まった感覚を伴い、周囲が回るめまいが10分から数時間もの長い時間、しかも頻繁に起こり、やがてはそれに加えて耳鳴りや難聴が常時続き、日常生活に大きな支障をきたす病気です。長年その原因はわかっていませんでしたが、メニエール病もリンパに関係する疾患、特発性内リンパ水腫と呼ぶ疾患がその正体だったようです。

めまいを抑制するような身体のバランスは、耳の内部構造が司っており、本書の耳におけるリンパシステムの項で紹介したとおり、蝸牛がリンパ液で満たされて聴覚機能を構成しているなど、もともとリンパとは関係の深い器官です。

この病気は、耳の内部にある球形嚢《きゅうけいのう》と呼ばれる器官内で、微小な炭酸カルシウムの石である耳石《じせき》が、はがれ落ちて内リンパ液の通り道をふさいだ結果、内耳に内リンパによる水ぶくれ（水腫）が形成されることが原因で発症するようなのです。

ドライアイ症候群とは異なり、リンパシステムの生体防御機能の延長上、つまりリンパ系の異常な活性化が原因ではなく、治療方法は薬物療法や手術が中心となります。

2 がんとリンパ管の関係

がんの転移

がん細胞は、自分自身の身体の細胞が、遺伝子の異常によって無限の細胞増殖能力を獲得し、腫瘍を形成する疾患です。発症後は、他の臓器に移り転移先でも増殖を続けます。

がん細胞が転移するのに主な3つのルートが知られています。

一つ目は、がん細胞が近くのリンパ管に入り、リンパ液によってリンパ節へ運ばれ転移していくもので「リンパ行性転移」といいます。これは「リンパ節転移」とも呼ばれます。

リンパ行性転移を起こしやすいがんというのはある程度決まっています。その代表である乳がんや前立腺ガンでは、リンパ管を自分の方に呼び寄せる分子を、がん細胞が放出していることが確認されています（リンパ管新生）。

呼び寄せたリンパ管にがん細胞がどのようにして侵入するのかについてはよくわかっていません。ただ、がん細胞がリンパ管を認識して、ある意味能動的にリンパ管に侵入することはわかっています。

少なくとも悪性黒色腫というがん細胞においては、リンパ管の内壁を構成する内皮細胞が分泌する特殊な化学物質をキャッチするセンサータンパク質が存在していることがわかっています。

このことから考えると、がん細胞はこのセンサーを使ってリンパ管の位置を把握して、何らかのメカニズムでリンパ管を腫瘍の中に呼び寄せているものと推察されます。このようなセンサーは食道がんのがん細胞においても確認されています。

二つ目は、がん細胞が近くの血管（毛細血管や静脈）に入り、血流によって全身の臓器へ運ばれ転移するもので「血行性転移」といいます。

もともと血管を持たないがん細胞の塊は、細胞分裂に伴って大量に酸素や栄養分を必要とします。そのため、自分自身に、血管を呼び寄せる能力を備えています。これを血管新生といって抗がん剤の作用ターゲットにもなっています。

血管新生によって呼び寄せた血管を使って、栄養を補給すると共に、その中に入り込んで他の臓器に転移します。

三つ目は、この胸腔や腹腔内で見られるがんの転移形式です。わたしたちの体の中には、腹腔や胸腔という部分があり、そこは体液で潤った状態で一つの空間の中に多くの臓器が固定されています。腹腔や胸腔といった隙間にがん細胞があるとき、腹腔や胸腔の別の臓器へ転移し、まるで種をまくようにして転移するので「播種性転移」といいます。

元の病巣から離れ、ふらふらと腹腔内を移動していたがん細

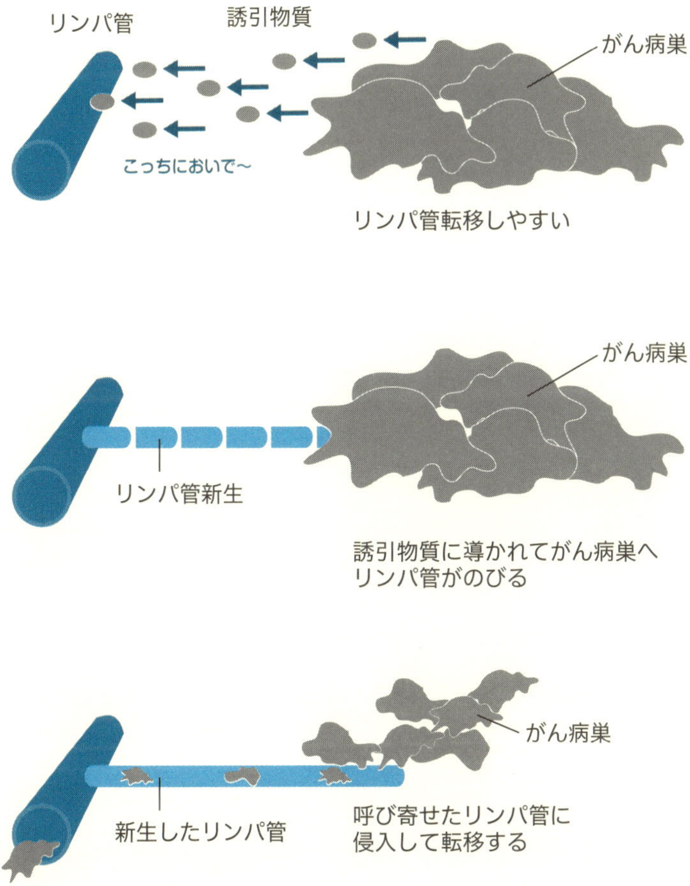

図3-6 リンパ管新生

リンパ管を誘引する物質を放出し、自分の近くまでリンパ管を延長した上で転移する。今後のがん治療薬のターゲットとして期待されている。

胞が、腹腔のどこかに根を下ろし、増殖してリンパ管に入って転移します。

たとえば腸では、腸間膜という薄い膜により小腸独特のつづら折りの構造が保持されていて、ここには血管やリンパ管が通っています。また乳斑と呼ばれるリンパ組織があって、腹腔内の異物の回収を行っています。

腹腔内で増殖したがん細胞は、この乳斑からリンパ管に侵入すると考えられています。

リンパ管を使ってがんが移動する際、最初に到達するリンパ節、あるいは到達しやすいリンパ節をセンチネルリンパ節といいます。

センチネルリンパ節へのがんの転移は、がんの外科手術において重要な意味を持ちます。あるセンチネルリンパ節を調べて、そこにがんの転移がなければそこから先への転移はないと考え、リンパ節切除を最低限に抑えて患者の免疫機能をできるだけ保つようにすることができるのです。

センチネルリンパ節というのは、単に最初にがん細胞が到達するであろうリンパ節のことを意味し、特に特殊なリンパ節があるわけではありません。

そのため、現在では腫瘍に色素や放射性のトレーサーを注入して、その体内での挙動を確認し、センチネルリンパ節を特定した上で、そのリンパ節を取り出して状態を確認し、がんの転移状況を調べる手法がとられています。

普通のリンパ節転移

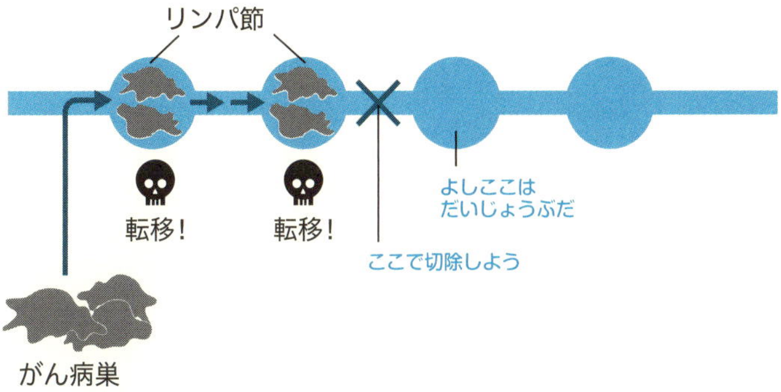
リンパ節
転移!
転移!
よしここは
だいじょうぶだ
ここで切除しよう
がん病巣

跳躍転移

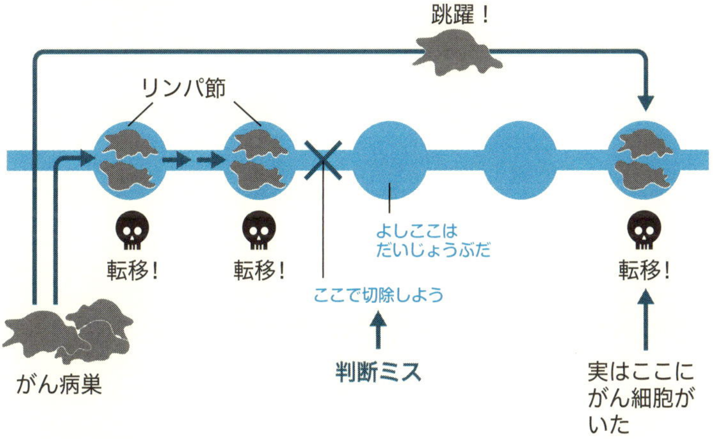
跳躍!
リンパ節
転移!
転移!
よしここは
だいじょうぶだ
ここで切除しよう
判断ミス
転移!
実はここに
がん細胞が
いた
がん病巣

図3-7 跳躍転移

がん病巣から最寄りのリンパ節（センチネルリンパ節）から離れたリンパ節にがん細胞が転移すること。この時、がん細胞の移動経路のリンパ節にはがん細胞が見つからないので、転移がそこまでは進んでいないと誤って判断される可能性がある。

ただし、がんは腫瘍に近いところから順に転移するかと言えばそうとは限りません。跳躍転移という、転移の様子のないリンパ節を間に挟んで離れた場所のリンパ節に転移して増殖することも知られています。そのため、センチネルリンパ節を調べる方法も完全というわけではありません。

悪性リンパ腫

悪性リンパ腫は、リンパ球ががん化した悪性腫瘍の総称です。リンパ球が異常増殖するため、リンパ組織が肥大し、体の一部にしこりができます。大部分は、最も過酷な環境にさらされているリンパ節に最初の腫瘍化が起きると考えられていて、これを節性リンパ腫と呼びます。リンパ節以外では、節外性リンパ腫として消化管、皮膚などのリンパ節以外の組織からも発生します。

皮膚に発症する場合は、特に皮膚リンパ腫と呼び、ほとんどが非ホジキンリンパ腫です。具体的な疾患としては、菌状息肉症、セザリー症候群などがあり、いずれもＴリンパ球のがん化が原因です。

悪性リンパ腫は、ホジキンリンパ腫（ホジキン病）と、それ以外の非ホジキンリンパ腫に大きく分けられ、治療法が異なります。日本での患者数は悪性リンパ腫の約90％が非ホジキンリンパ腫です。

非ホジキンリンパ腫は、腫瘍にかかったリンパ球細胞によって、B細胞性、T細胞性、NK細胞性などに分けられます。

さらに、進行スピードにより、低悪性度（ろほう性）、中悪性度（びまん性）、高悪性度にも分けられます。

非ホジキンリンパ腫は、体表のリンパ節や、扁桃やおなか、肘のリンパ節が肥大し、全身のすべての臓器に発病します。寝汗や発熱などが現れることもあります。

日本での頻度が高いものとして、びまん性B細胞性リンパ腫（進行が速い）と、ろほう性リンパ腫（進行がゆるやか）があります。

致死性の高いリンパ腫として、マントル細胞リンパ腫があります。これはB細胞性で、非ホジキンリンパ腫の約5%に発生し、骨髄や脾臓に転移します。化学療法は困難で、モノクローナル抗体医薬品（リツキシマブ）や自家造血幹細胞移植による治療が試みられています。

さらに、致死性の高いリンパ腫として、バーキットリンパ腫があります。バーキットリンパ腫は、増殖速度が速く、B細胞性です。エプスタイン・バー（EB）ウイルス感染と関係があるとされます。発生に地域性がみられ、中央アフリカ低地で多く発症しています。

T細胞性リンパ腫は、悪性リンパ腫 のうちTリンパ球に由来するリンパ腫です。

西南日本に多くみられる成人Tリンパ球白血病（ATL）は、

ヒトT細胞白血病ウイルスI型により起こります。

ホジキンリンパ腫（ホジキン病）は、悪性リンパ腫のうち、顕微鏡により「リード・スタンバーグ細胞」が観察されるものをいいます。それ以外は非ホジキンリンパ腫といいます。

ホジキンとは19世紀のイギリスで活躍していた医師の名前で、この種のがんを初めて医学界に報告した人です。発症には人種差があるようで、欧米で発症するリンパ腫の約30%を占めますが、日本人ではあまり発症しません。若年者に多く見られます。

発熱や夜間発汗などの炎症性症状が早期に強く表れることがきっかけで診断されることが多いようです。

Column リンパ節郭清

全身に約600個もあるリンパ節は、転移のためにがん細胞が集まる場所でもあります。

そのため、がんを摘出する際には、病巣の他にリンパ節も同時に摘出して感染を防ぎます。このことを「リンパ節郭清」といいます。

白血病

白血病は、白血球が制限なく増殖する病気です。いくつかの種類に分類できます。

異常な白血球の種類によって、「骨髄性」（リンパ球以外の白血球）と「リンパ性」（リンパ球）に分けられます。

また、未熟リンパ球が増加する「急性リンパ性白血病」と、成熟リンパ球が増加する「慢性リンパ性白血病」に分けられます。

白血病細胞は、リンパ節や脾臓、骨髄などでゆっくりと増殖していきます。骨髄では赤血球や血小板がつくられますが、ここで白血球が異常に増殖することで、赤血球や血小板がつくられなくなります。その結果、動悸息切れや貧血、出血しやすいなどの症状が現れます。感染症に対して抵抗力がなくなり、感染しやすくなります。

「慢性骨髄性白血病」には、フィラデルフィア染色体異常があります。フィラデルフィアとは、アメリカ北東部、ペンシルヴァニア州の都市ですが、この都市で1960年に白血病患者に特徴的に見られる遺伝子の異常として報告されました。

人はDNAがヒモのように束ねられた染色体を23種類持っています。この白血病では、その22番目の染色体の一部分に、9番目の染色体の一部が移動してきたおかしな染色体が見つかります。これをフィラデルフィア染色体といいます。

この染色体異常に特異的に作用する薬（イマニチブ(STI571：グリベック)）が開発され使われています。

慢性骨髄性白血病は、急性でみられるような出血や貧血、感染症などの症状は初期にはみられません。

「急性骨髄性白血病」の中には、細胞の中にアウエル小体という特徴的な構造体があるものもあり、これを指標とすることができます。アウエル小体は、骨髄芽球・前骨髄球などの細胞質をギムザ染色と呼ばれる着色を行うと、多くの骨髄性白血病患者から採取した細胞では、紫赤色の針のような構造物として現れてきます。急性骨髄性白血病は、高齢者ほど患者数が増える傾向があります。

「急性リンパ性白血病」は、リンパ球が異常に増殖し、急速に進行していきます。急性白血病のうち、小児の約80%、成人の約20%を占めます。治療は多剤併用化学療法と骨髄移植などが行われます。中枢神経浸潤が多いことも特徴です。

「慢性リンパ性白血病」は、小児は少なく中年以降によくみられます。欧米では全白血病の約30%を占めます。リンパ節や脾臓、肝臓がはれてきます。免疫力の低下により、細菌などへの抵抗力がなくなり感染症が見られることがあります。大多数はＢ細胞性です。Ｔ細胞性では、皮膚などに転移する傾向があり、貧血や出血などがおこることがあります。

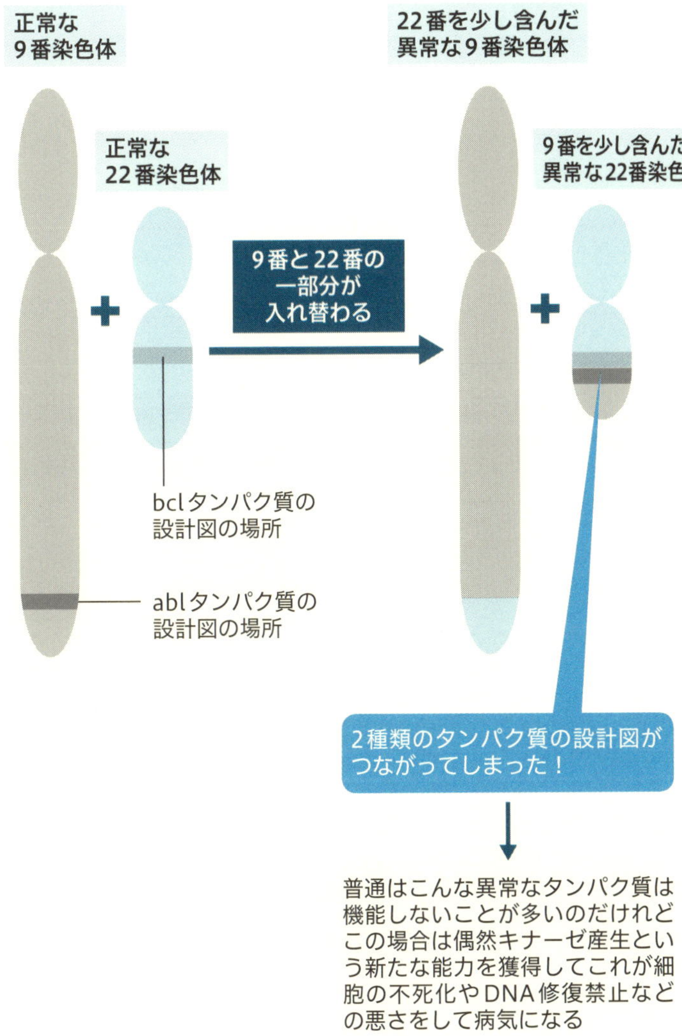
正常な
9番染色体
正常な
22番染色体
9番と22番の
一部分が
入れ替わる
22番を少し含んだ
異常な9番染色体
9番を少し含んだ
異常な22番染色体
bclタンパク質の
設計図の場所
ablタンパク質の
設計図の場所
2種類のタンパク質の設計図が
つながってしまった！
普通はこんな異常なタンパク質は
機能しないことが多いのだけれど
この場合は偶然キナーゼ産生とい
う新たな能力を獲得してこれが細
胞の不死化やDNA修復禁止など
の悪さをして病気になる

図3-8 フィラデルフィア染色体

9番と22番の遺伝子の異常で細胞をがんに変化させる能力を偶然獲得したタンパク質が出来てしまう。

リンパ管腫

リンパ管腫は、最近では遺伝的なリンパ管の形成異常だと考えられることが多いようです。悪性化することはなく、10歳以下の子供によく見られます。症状はいろいろで、顔面の皮膚の下にリンパのたまった袋ができたり、カエルの卵のような水疱がたくさんできたりします。リンパ管の顕著な拡張が認められることを特徴とします。

このリンパ管の拡張は、非常に局所的です。どのようなリンパ管が増えてしまうのかによって、毛細管リンパ管腫、海綿状リンパ管腫、嚢胞状リンパ管腫に分けられます。

第4章

リンパ球
これくしょん

最終章では、舞台芸術のカーテンコールよろしく、最後にリンパ球のメンバー紹介をしたいと思います。こういうメンバーが私たちの身体の中でリンパシステムを支えてくれているのです。

「皆様、本日の公演もご来場ありがとうございました」リンパ球の面々がそう私たちに挨拶している、心の声ならぬ、細胞の声が聞こえてきたのなら幸いです。

1 リンパ球のメンバー紹介

リンパ球とは、ある特定の細胞を示すのではなく、複数の種類の細胞の総称です。リンパ液の中に存在する細胞のほぼすべてがリンパ球ですが、血液中にも存在し、血液中白血球の30％がリンパ球です。

大きく、大リンパ球と小リンパ球の二つに分けることができ、大リンパ球の直径は0.01ミリメートル前後、小リンパ球はその半分程度の大きさで、いずれも球形細胞です。

リンパ球は様々な役割分担をした細胞の総称ですが、リンパ球が発見された時代にはそのようなことはわからなかったので、単に大きさで分類を行った結果の呼び名です。機能的にはあまり意味のない呼称です。

なお、リンパ球には機能的に異なるB細胞、T細胞、NK細胞の3種類があると判明した現在においても、見た目だけでこれらの細胞を識別することはできません。

リンパ球の核は大きく、細胞質は透明でキレイですが量は多くありません。全身に分布していますが、既に紹介したリンパ組織、たとえばリンパ球の待機場所兼作業場のリンパ節、扁桃やパイエル板、リンパ球が誕生する骨髄、その両方に大きく関係する脾臓、リンパ球が成長する胸腺などに特に豊富に存在しています。

赤血球や血小板は、非常に行動が受動的な細胞で自ら何かの行動を起こすことはありません。

一方、白血球は非常に活動的です。

リンパ球はわたしたちの体を健康に保つための防衛隊ですので、自分の攻撃対象がいないときはスタンバイ状態にあり、そんなときのリンパ球はキレイなまん丸な形をしています。

ところが、雑菌の侵入を感知するやいなや、細胞はアメーバのように手足のような突起を伸ばして、細胞と細胞の隙間をすり抜けられるように巧みに変形し、その姿形は一定しなくなります。

リンパ球は、細胞の中のほとんどのスペースを核が占領しています。細胞内にエネルギーの生産やタンパク質の合成など細胞の活発な活動に必要な細胞小器官が少ないのも特徴です。

赤血球や血小板は細胞分裂して増殖することはありませんが、リンパ球は細胞分裂を行うので、遺伝子の複製やタンパク質の合成に関わる細胞内小器官が多数出現しています。

このようなリンパ球ですが、いずれも、赤血球の姉妹でもあります。つまり、親が同じということです。科学者は細胞の世代的な意味での上下関係を、母、娘という表現の仕方をします。細胞分裂で誕生した新たな細胞のことは息子細胞とは決して呼ばずに、娘細胞といいますし、髪の毛の元になる細胞も毛父細胞とは呼ばずに、毛母細胞と呼びます。

リンパ球も赤血球も、さらには白血球も、骨髄の造血幹細胞という細胞が変化して誕生します。この変化のことを「分化」と呼びます。

つまり、造血幹細胞が骨髄の中にあって増殖、供給を繰り返しつつ、リンパ球や赤血球へ分化してリンパ管や血管へ出て行きます。

リンパ球の姉妹たちは、ファンタジーの世界に例えると次のように5つの属性に分けられます。

(1) B細胞は**武器職人**です。ヘルパーT細胞からの命令によって武器である抗体を作ります。

(2) ヘルパーT細胞は**オペレーター**です。免疫系を活性化するサイトカインという物質を作って放出することによって、リンパシステムによる免疫を制御します。

(3) キラーT細胞は**勇者**です。ヘルパーT細胞からの命令によって、体に感染した細胞の敵に食らいついて殺処分します。

(4) サプレッサーT細胞は**長老**です。リンパ免疫システムが過剰に反応しないように、免疫を抑制することによって全体的にバランスよくなるよう調節します。

(5) ナチュラルキラー細胞は**自律型殺りくマシン**です。体内を常に循環して、感染した細胞を発見すると、誰に指示されることなく攻撃処分に取りかかります。

最後の章では、これら５つのリンパ球細胞、つまり、リンパシステムのメインヒロインたちについて注目してみましょう。

（1）B細胞（Bリンパ球）

抗体を作り出すのがB細胞です。抗体は武器なので、攻撃する対応する侵入物ごとに最適なものを装備しなければならず、ある病原菌に対応するための武器を他の病原菌に流用するということはあまりできません。このことはインフルエンザの予防接種を行っても、流行したインフルエンザの型と一致していないと効果が激減するのと同じ事です。したがって、膨大な種類の抗体を常に準備しておく必要があります。

ところが、ひとつのB細胞が作ることができるのはたった1種類の抗体のみという制限がありますので、B細胞そのものが10^6〜10^9種類もわたしたちの体の中には存在していることになります。

全身のどこかで病原体とT細胞の戦いが繰り広げられると、破壊された病原体の破片が、リンパ液の流れに乗ってリンパ節に漂着することがあります。B細胞はリンパ節で待機していますが、そこにその破片が流れてくると、B細胞は早速その破片を取り込み、その破片が自分が所属している人体の破片かどうか、つまり自己か非自己かを判定します。非自己であることがわかるとそれを「抗原」と認識して、自分の細胞の表面に「こんな外来異物の破片を発見しました！」と警告を発します。それに気づいた「ヘルパーT細胞」は活性化し、逆にそれがB細胞自身の活性化にフィードバックされて、B細胞は、病原体を攻撃する武器である「抗体」を大量に作り出して放出します。抗体は、リンパ液の流れにのって全身にまき散らされ、偶然出会った病原体にとりつき、それを無毒化します。

先ほどの新たな病原体の破片を拾い上げることによって、その存在を認識したB細胞は、特定のまさにその病原体担当専門のB細胞となり、体内のB細胞のコレクションが増えます。こうして、わたしたちの体の抵抗力は増えるのです。

経験を積んだB細胞は、敵の病原体の情報を数十年、病原体の種類によっては一生の間も記憶し続けますので、次にその人に同じ病原体が感染した際には、「ヘルパーT細胞」の活性化や、「抗体」の産生を手際よく行うことができます。そのため、二度目の感染では、症状が全く出ないか、出ても自らの自然治癒力で早期に対応できますので軽い症状で済みます。風邪などの感染症に続けて2回かかりにくいのは、このような免疫細胞の働きがあるからです。これを「免疫記憶」と呼びます。

しかし、病原体は、増殖のたびに遺伝子が少しずつ変わるなど変化が速いため、せっかくB細胞が記憶しても、遺伝子のパターンが変わると別の病原体となります。その場合は、同じ種類の病気であっても病原体が異なるために、何度も発症してしまうことになります。そして発症のたびに、B細胞は病原体に対する情報を記憶し続けているのです。

一方、病原体と闘ったＴ細胞たちは、敵と闘って自らも崩壊してしまうものもあり、劣化して老廃物として処分されます。そのため、Ｔ細胞も病原体の知識はあるのですが、それを保持し続けることは出来ません。そこで自らは闘わないＢ細胞が、語り部となって情報を記憶し続けるのです。このように過去に闘った病原体の記憶を持っているＢ細胞を、記憶Ｂ細胞と呼びます。

(2) ヘルパーＴ細胞

ヘルパーＴ細胞は、敵が侵入してきて攻撃が必要になると、さらに大量の抗体を作るよう指示する働きをします。

免疫に関わる細胞は、リンパ球だけではありません。「単球」や「顆粒球」などと呼ばれる細胞群も、リンパ球と同じ免疫細胞の仲間です。

リンパ球の活動の舞台は、リンパシステムを中心とした全身に及んでいますが、それ以外の免疫系細胞は血管系を中心として全身で活動していますので、それらの活動範囲はかなりの部分で重複もしています。従って、リンパ球とそれ以外の免疫細胞は、互いに影響を及ぼし合って、全体としてわたしたちの体を健康に保つような仕組みになっています。

ヘルパーＴ細胞は、Ｂ細胞に指令を出すのが役目ですが、ヘルパーT細胞自身も、誰かから刺激を受けないと活動を開始することが出来ません。ヘルパーT細胞を活性化させる役目を持っているのが、「マクロファージ」と呼ばれる体内の掃除屋のような細胞です。

マクロファージの細胞の内部には、病原菌などを溶かして分解する消化酵素が封入された袋がたくさん詰まっています。これを顆粒（リソソーム）と呼びます。病原菌をリソソームの分解酵素で破壊したマクロファージは、その破片を細胞の表面に提示する性質があります。人間に例えるなら、フライドチキン屋さんで食事をした人が「わたし、こんなチキン食べましたけど」とチキンの骨を店の外を行き交う人に見せるようなものです。

免疫系では、こうして提示された病原菌の破片、すなわち「抗原」の一部分をヘルパーT細胞が見て「おお、そんな敵が侵入してきているのか」と言わんばかりに自分自身を奮い立たせ、武器職人のB細胞へ「抗体」を大量に製造するように指示します。

また、ヘルパーT細胞は、同じくリンパ球以外の免疫細胞に属する「樹状細胞」からも情報を受け取って自分自身を活性化します。「樹状細胞」は、病原菌の侵入に対抗しますが、マクロファージほど貪欲に異物を食べません。

「樹状細胞」が異物の情報を入手すると自分自身が活性化し、リンパ球のたくさんあつまっているリンパ節に移動します。リ

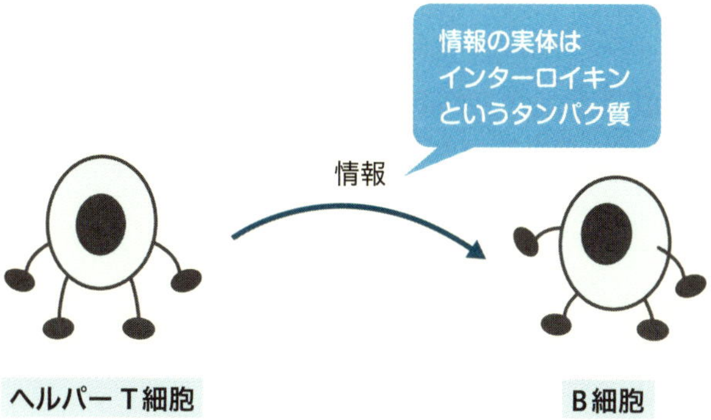

図4-1 T細胞はB細胞へ情報を送る

B細胞はヘルパーT細胞から「病原体が体内に侵入した」という情報を受け取って、武器となる「抗体」を作る。この情報の実体は「インターロイキン」というタンパク質で、数十種類あることが知られている。なお、インターロイキンは「白血球と白血球の媒介物」という意味。

ンパ節ではたくさんのヘルパーT細胞が、樹状細胞がやってきたときのために待機しており、樹状細胞はそこで処分した細胞の破片を提示することによって、ヘルパーT細胞に、今どのような病原菌が体内に侵入しているのか等の情報を伝達し、キラーT細胞の増産とその活動につながる免疫反応をスタートさせます。

このヘルパーT細胞は、担っている役目によって、実は1型と2型という2種類のヘルパーT細胞に分けることが出来ます。両者は単に認識する外来異物が異なるのです。つまり、交差点のイスに座って車の種類別に担当を手分けして交通量調査をしている二人組のようなイメージです。

ヘルパーT細胞の１型は、「細菌とウイルス」、つまりとても小さなものを見つける役割を分担した「Th1」細胞です。

２型は、「カビやダニ、花粉」のような人間の目でも見えるくらい大きなもの（の破片）を見つけることを仕事としている「Th2」細胞です。

ヘルパーT細胞が２種類に分けられるということは、生物の生存競争において進化上それが有利だった、あるいは単細胞生物から次第に多くの細胞が集まって一つの個体を形成する進化の過程で、その方が手っ取り早かったかったからです。ところが、現代においてはその役割分担が裏目に出ているのではないか、と思われる現象が起きています。

ヘルパーT細胞は、普段は静かに待機している細胞です。ここに、樹状細胞やB細胞が見つけてきた外来異物の破片情報を受け取ることによって、Th1細胞かTh2細胞を活性化させ、免疫機能を起動させるのです。

ところが、現代社会では、あらゆるグッズが抗菌素材で作られ、抗菌スプレーを日常的に使用する潔癖な現代人も多くなっています。そうすると、当然のことながら細菌やウイルスを担当するTh1細胞の出番がなかなか回ってきません。

Th1細胞とTh2細胞はどちらも同じ「ヘルパーT前駆細胞」

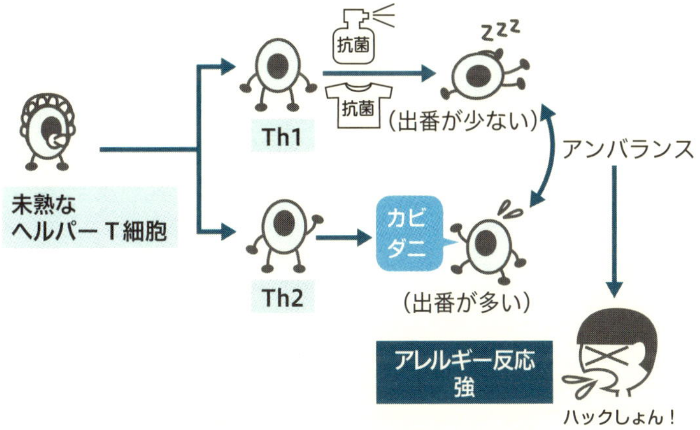

図4-2　ヘルパーT細胞には１型と２型がある

Th2型が優位な大人になると現代型の過剰なアレルギー反応が出るという説がある。

からつくられるのですが、現代社会ではTh1細胞の出番がないので、ヘルパーT前駆細胞はやたらとTh2細胞にばかり変化しなければならない状況に陥っています。

何事もバランスが必要で、自然状態であれば、Th1細胞とTh2細胞はバランスよく活動するように人間は進化してきたのです。しかし、現代社会ではTh2細胞過多になって免疫システムのバランスが崩れ、そのためわずかな花粉に過剰に反応してしまい、鼻水が出たり、咳をしたりするなどの花粉症が増えていると指摘されています。

(3) キラーT細胞

「キラーT細胞」は、「細胞傷害性T細胞」とも呼ばれます。細胞に傷害を与える性質を持つためです。ここでいう細胞とは、免疫系が正常に動作している限りにおいては、わたしたち自身の細胞ではなく、病原体、ウイルスに感染した細胞、外来異物の目印が付いた細胞、がん細胞などです。たとえば、他人の細胞を使った移植手術で拒絶反応が発生したり、移植した細胞が壊れてしまうのもこの「キラーT細胞」の活動によるものです。

つまり、体内に侵入してきたウイルスや細菌を捕まえ、それを破壊するのが役目です。

ところが、キラーT細胞はあまり頭の良くない勇者ですので、免疫系が誤動作すると自分自身（宿主）も攻撃してしまい、それがリウマチなどの自己免疫疾患の原因となります。

そうはいっても「キラーT細胞」は、手当たり次第に見知らぬ細胞を破壊するわけではありません。普段は未成熟な状態で待機しており、樹状細胞経由で病原体の情報を得た「ヘルパーT細胞」が作り出したサイトカインと呼ぶ刺激物質によって刺激されることによって、成熟（＝活性化）し、本来の「キラーT細胞」として活動を行います。そのため、「樹状細胞」が病原体を察知してから「キラーT細胞」がそれらの処分に取りかかることが出来るようになるまで数日を要します。

「キラーT細胞」は、病原体細胞に穴を開けて細胞内に水を流入させて破裂させたり、相手を自殺に追い込んだりするなど複数の武器を併せ持っています。

ところで、T細胞は闘うばかりの細胞ではありません。B細胞と共に闘った相手の情報を記憶し、次に同じ相手と闘うことになったときに迅速に、しかも強力に対抗できるようにしておく役目も担っています。この記憶T細胞は自らが戦いに加わり、敵の情報を身を持って体験したT細胞の一部が役割変化してできます。

(4) サプレッサーT細胞

「サプレッサーT細胞」は、「抑制性T細胞」とも言います。抑制する対象は「キラーT細胞」です。キラーT細胞が調子に乗って過剰に免疫反応をしないように、免疫の作用を押さえる役目をします。「キラーT細胞」の攻撃が必要なくなったときに「もうやめていいんだよ」と教えるのもこの細胞の役目です。

(5) ナチュラルキラー細胞

「ナチュラルキラー細胞」は、「NK細胞」とも略されます。キラーT細胞は、上からの指示がなければ破壊作業は行いませんが、「NK細胞」はナチュラルに、つまり自然状態で殺し屋の性質を発揮している細胞です。普段から全身を循環し、病原体やがん細胞を発見すると、誰からの指示も待たずに直ちにそれらを破壊して排除する作業に取りかかりますので自律型の殺りくマシンと考えることもできます。

これまで紹介したB細胞などは、自分自身が担当する病原体が決まっていましたが、NK細胞は、そのような担当が決まっていないと考えられており、B細胞と密接に連携しているこれまでのT細胞とは、全く別系統のリンパ球であろうと思われています。

ただ、「樹状細胞」が病原体の破片を確認しヘルパーT細胞を経由することで免疫を活性化する情報伝達には、NK細胞もメンバーに加わっています。そのため、特定の病原体の情報でNK細胞を活性化すれば、より強い攻撃力を発揮することができます。これが最近、NK細胞を使った免疫力によるがん治療「免疫療法」の研究につながっています。

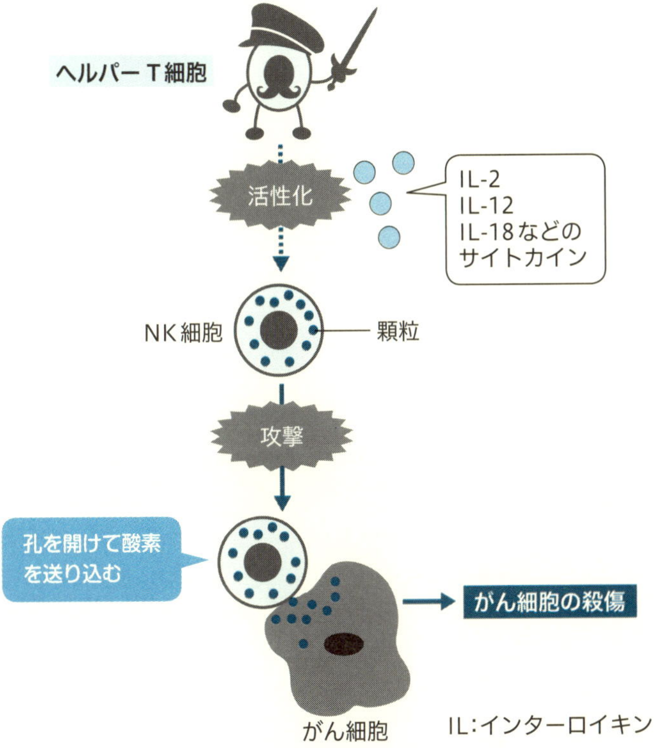

図4-3 NK細胞でがん治療をする仕組み

ヘルパーT細胞から活性化物質を受け取ったNK細胞は、ターゲットのがん細胞に付着し、自分自身の細胞内の毒物保管庫（顆粒）から毒物をがん細胞内部に注入する。これによりがん細胞の破壊や、がん細胞を自殺に追い込む。

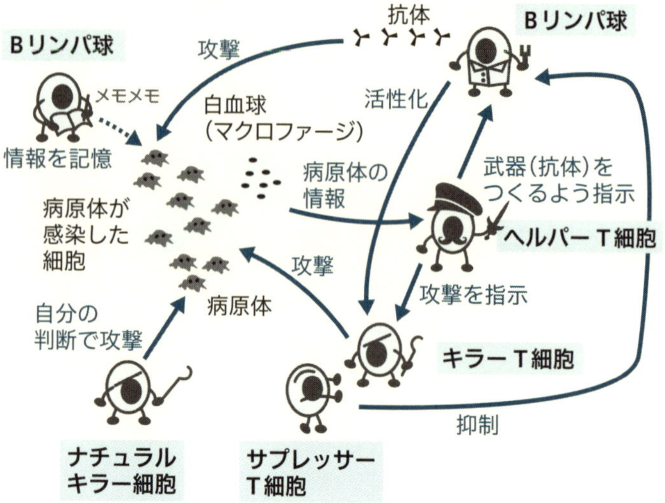

図 4-4　リンパ球相関図

リンパ球は相互に役割分担し、情報交換しながら病原体や病原体の感染した細胞を攻撃する。なお、図の中でマクロファージはリンパ球には含まれないが、リンパ球と密接な情報交換を行っている。

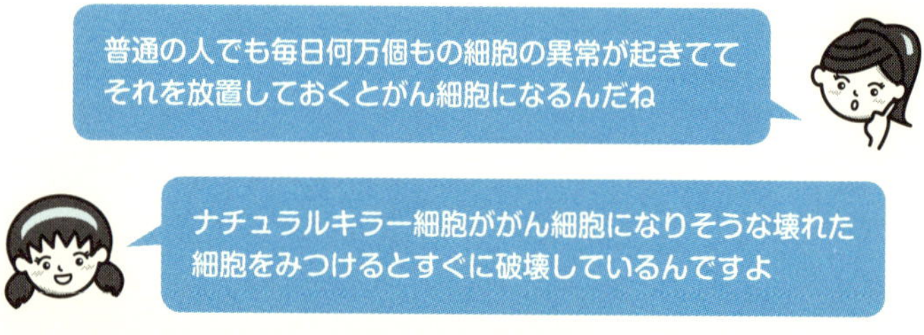

図 4-5　誰にも気づかれずに働き続けるNK細胞

人間の細胞は、ダメージを受けると、すぐにがん細胞に変化しそうになる。そこでNK細胞は、常に全身の細胞を監視していて、異常な細胞を発見すると直ちに除去する。そのため、そう簡単にはがんを発症しないしくみになっている。

まとめ

もし他の星の知的生命体が、生物センサーなる生物の種類を判定できる望遠鏡を開発し、地球に生命があることを発見し、そのセンサーで地球を観察したらどのように見えるでしょうか？

おそらく地球は菌やウイルスにまみれた汚い惑星で、それらの微生物にまみれながら、ほんのわずかな個体数の大型生命体（犬だとか、人間だとか）が絶滅寸前状態で生息しており、とても繊細で高等な生物が住める惑星には見えないと思います。

ところが実際には、私たちは病気の時以外はそんな微生物の存在を意識せずに、著しく汚いこの地球でわたしたちの身体が微生物のエサとなってしまうことなく、健康を維持しています。

リンパを理解することは、なぜこんな汚い地球でわたしたちは健康に生きていられるのか、そのメカニズムはどうなっているのかを理解し、生命の進化の緻密さに感嘆することにつながります。

リンパシステムは、骨髄、リンパ液、リンパ球、リンパ組織から構成されています。その中心であるリンパ球は多くの種類の細胞の総称で、それらは巧みに役割分担していますが、本書の後半で紹介したとおり、その役割分担には首をかしげざるを得ない部分も多くあります。

進化は、オペレーターと勇者を役割分担させたかったのか、あるいはオペレーターも兼ねられる頭のいい勇者を生み出したかったのか、今ひとつよくわかりません。

NK細胞はその進化上の由来もよくわからず、ミトコンドリアのような進化の過程の傭兵なのかもしれません。

ひょっとすると、そんな矛盾も含んだ複雑さを持っていることが、新たに誕生するウイルスの蔓延や人間が作り出した抗菌ワールドへの想定外の対応策として機能しているのかもしれません。

現実世界では「こいつらさえもっとまともに仕事をしてくれたら花粉症で苦しむこともないのに」と恨みも募ります。

リンパはそのような複雑で理解しづらく、各論について述べていると総論では矛盾が生じてしまうことも多々あります。

けれどそれは研究の観点から見て、まさに今いろいろなことがわかりつつある発展途上であり、今後の研究展開が大きく期待される、生命科学の中では残り少ない未知の領域だからだともいえます。

私たちの身体は常に微生物の侵入を受けていますので、今この文章を読んでいるあなたの身体の中でも、この瞬間、T細胞が手足を必死で伸ばして狭い細胞の隙間をがんばって移動しながら、侵入者を退治しているはずですし、リンパ節ではB細胞が必死で武器の量産に励んでいるはずです。

何とも不思議だし、何とも頼もしい存在だと思いませんか？

Index

■著者紹介

● 中西 貴之（なかにし たかゆき）

1965年、山口県下関市彦島生まれ。山口大学大学院応用微生物学修了。総合化学メーカー宇部興産株式会社で20年間新薬の研究に携わった後、現在は世界各国の化学物質に対する法規制遵守推進業務に従事中。尊敬する科学者は飴山實、南方熊楠。好きな物書きはグールド、赤川次郎。著書に「実はおもしろい化学反応」「ここまで進んだ次世代医薬品」（以上、技術評論社）、「カラー図解でわかる細胞のしくみ」（ソフトバンククリエイティブ）、「幹細胞の分化誘導と応用」（共著、エヌ・ティー・エス）他。日本科学技術ジャーナリスト会議会員。

●カバー
中村友和（ROVARIS）

●制作
BUCH⁺

知りたい!サイエンス

身体《からだ》をめぐるリンパの不思議《ふしぎ》

2015年7月31日　初版　第1刷発行

著　者　中西貴之
発行者　片岡　巌
発行所　株式会社技術評論社
東京都新宿区市谷左内町21-13
電話　03-3513-6150　販売促進部
03-3267-2270　書籍編集部

印刷／製本　港北出版印刷株式会社

定価はカバーに表示してあります。

ISBN978-4-7741-7471-6　　C3047
Printed in Japan